SCHOKOLADE FRAGT NICHT, Schokolade versteht

arsEdition

Schokolade kann einfach alles!

Sie ist lecker, duftet verführerisch, versetzt deine Geschmacksknospen in den siebten Himmel, spendet Trost, macht dir und lieben Freunden eine Freude, verkürzt das Warten und der Kakao ist sogar noch gesund. Was willst du mehr? Schokolade, die nicht auf die Hüften geht? Kein Problem: Mit diesem Aufstellbuch und seinen witzigen Sprüchen werden deine Schokoladenträume wahr – und das ganz ohne Kalorien. Einfach reinblättern und genießen!

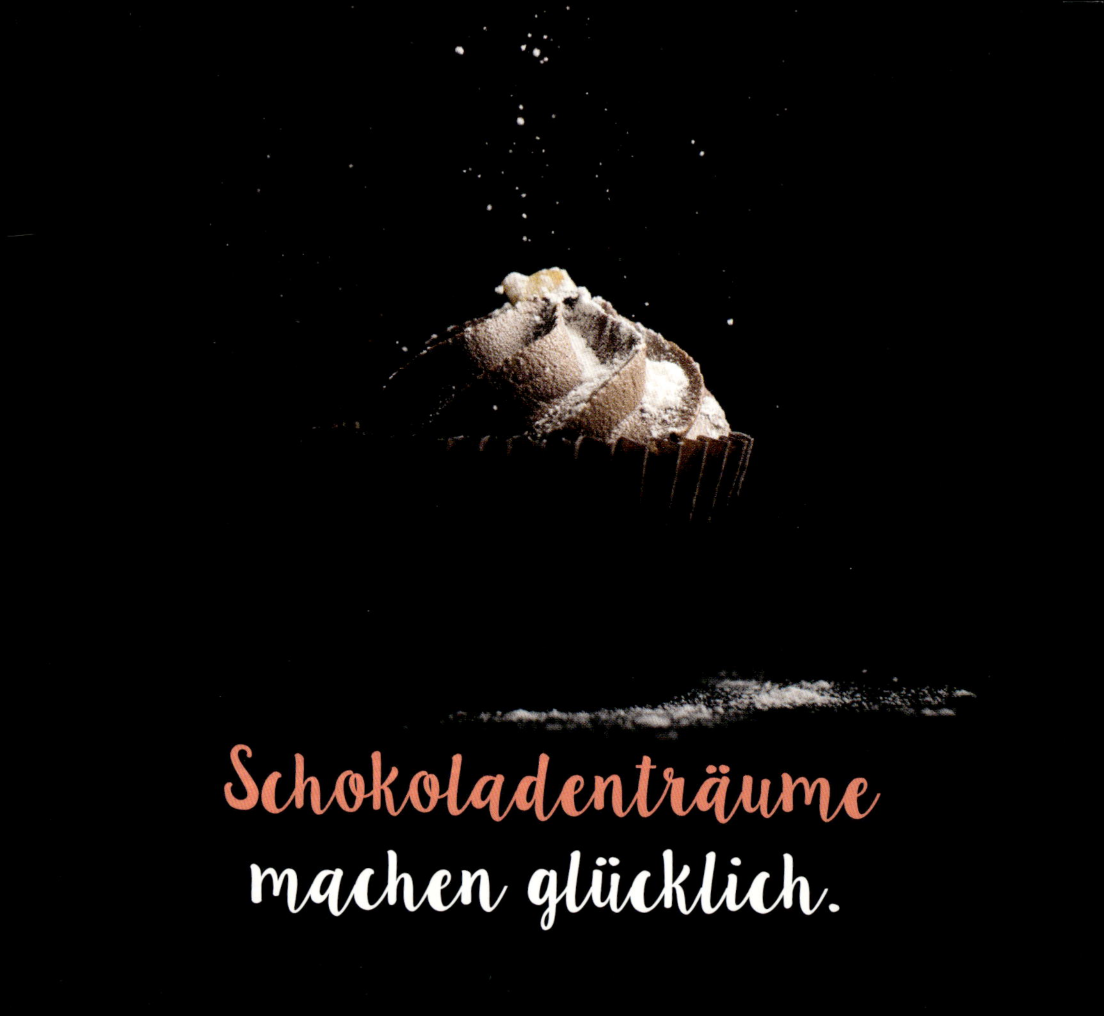
Schokoladenträume
machen glücklich.

Huch.

Tafel Schokolade
in den Mund
gefallen.

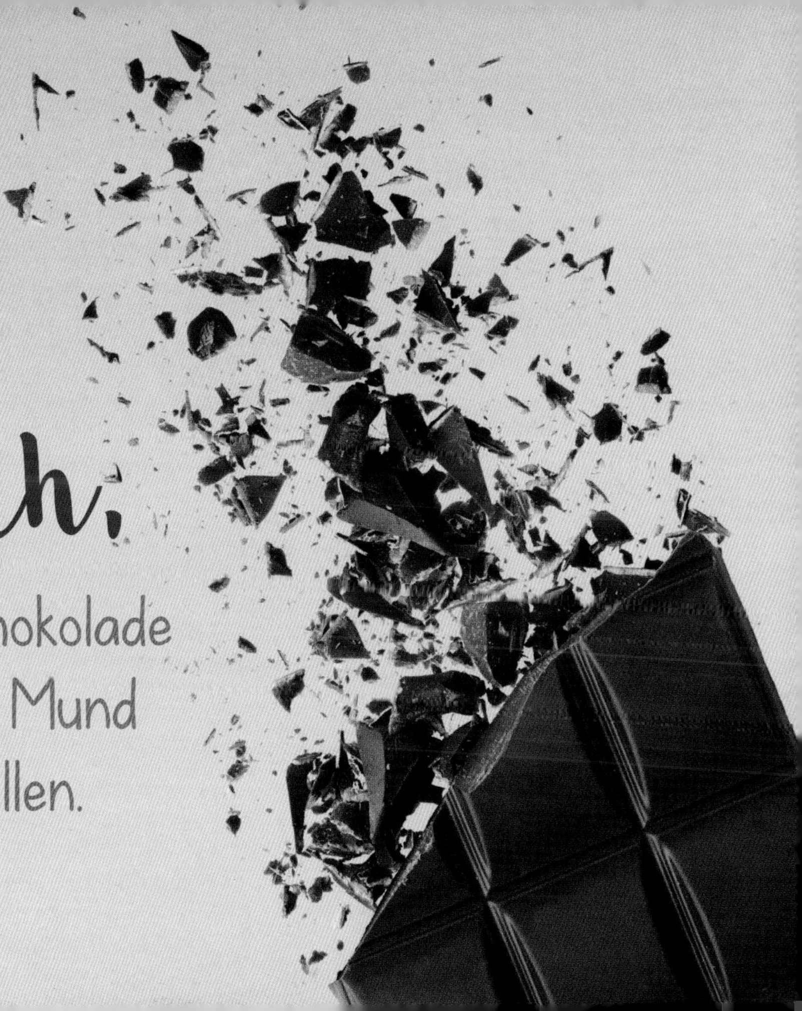

Da will man
nur mal **kurz**
die **Keksdose** lüften,
zack! – ist die Hälfte
der Kekse
verdampft.

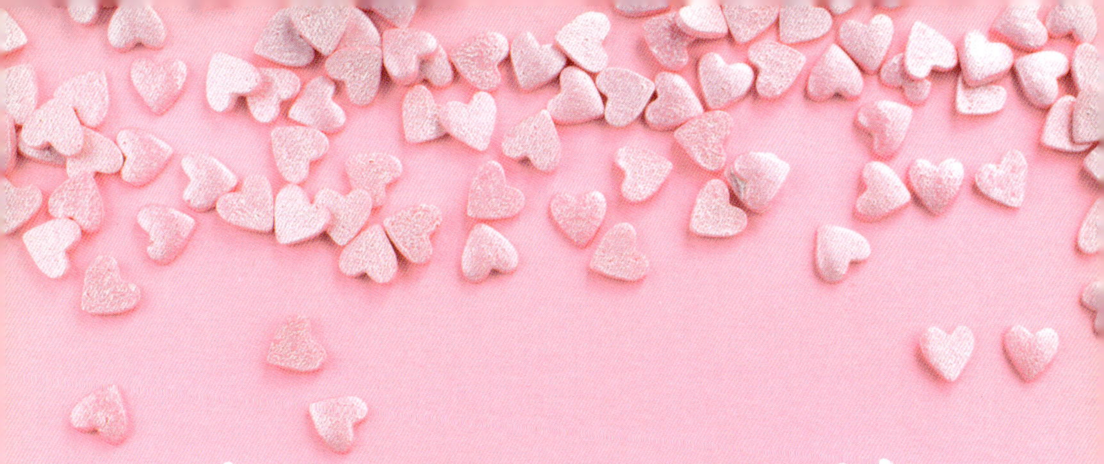

Hoffen wir mal
für uns alle, dass es am

Rande des Wahnsinns

auch Schokolade gibt.

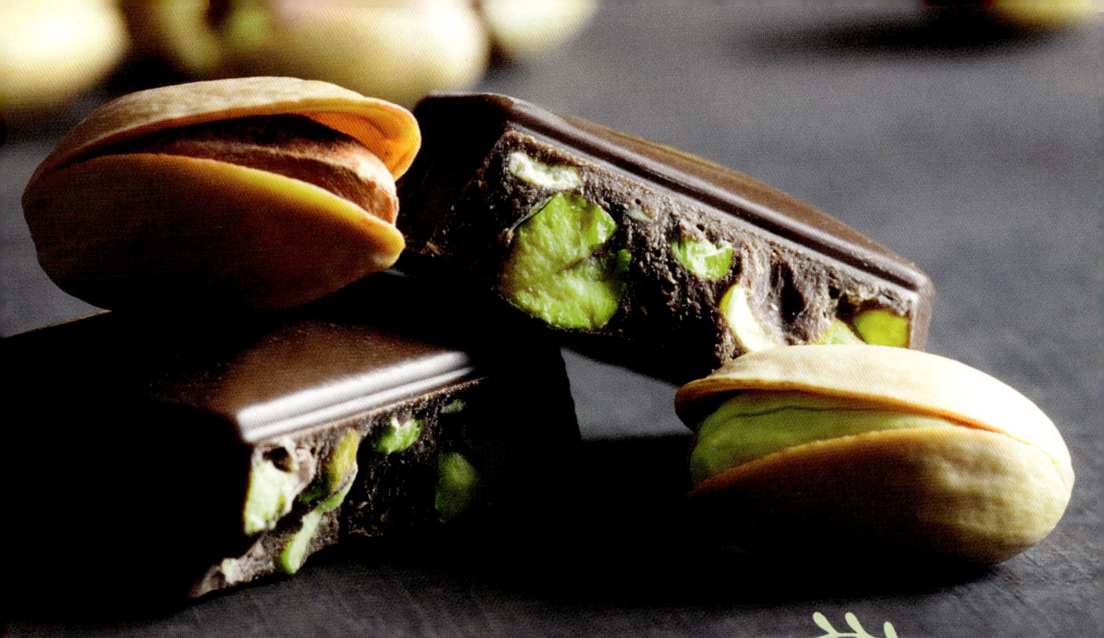

Nach einem Stück
Schokolade sieht die Welt
schon wieder viel besser aus.

Egal, was die
Frage ist –
SCHOKOLADE
ist die
Antwort.

Ein Leben ohne

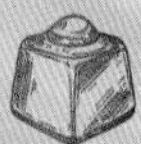 SCHOKOLADE: 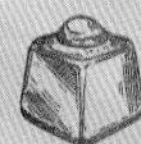

MÖGLICH,

ABER

SINNLOS.

A Schokokeks
A DAY KEEPS THE
Alltagsstress
AWAY.

Gebt mir Süßes,

dann wird niemand verletzt!

Du kannst
nicht jeden
glücklich machen.

DAS KANN
NUR
SCHOKOLADE.

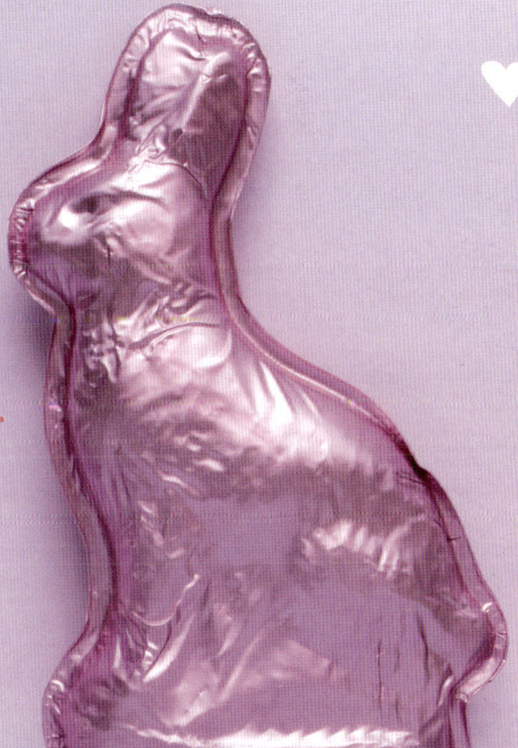

WENIGER
ALLTAG,
MEHR
SCHOKOKEKS.

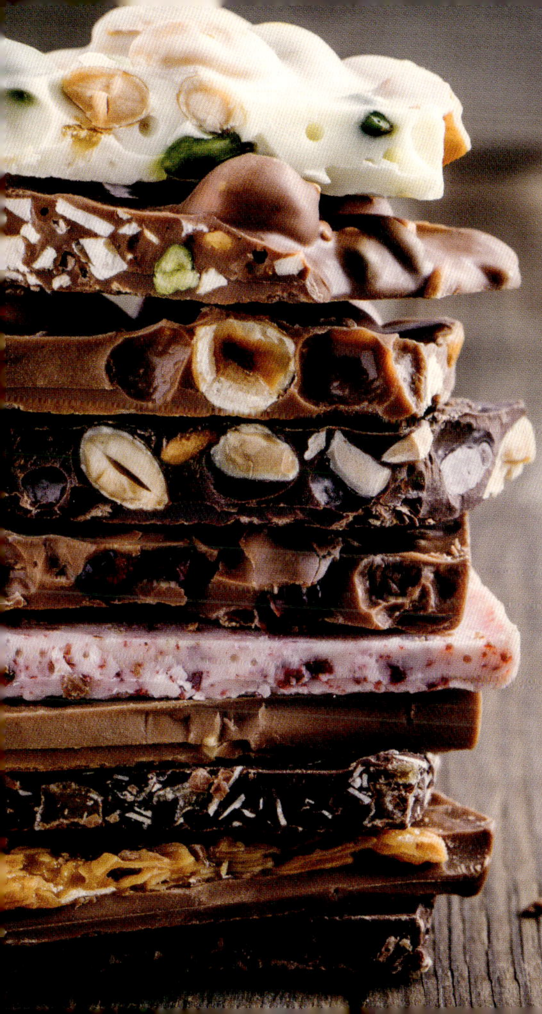

Ich laufe nicht
mehr vor meinen
Problemen davon.
Ich sitze jetzt
auf der Couch,
esse
Schokolade
und
ignoriere sie.

Manchmal wäre ich gerne dünner.

Aber dann fällt mir die Schokolade im Küchenschrank ein.

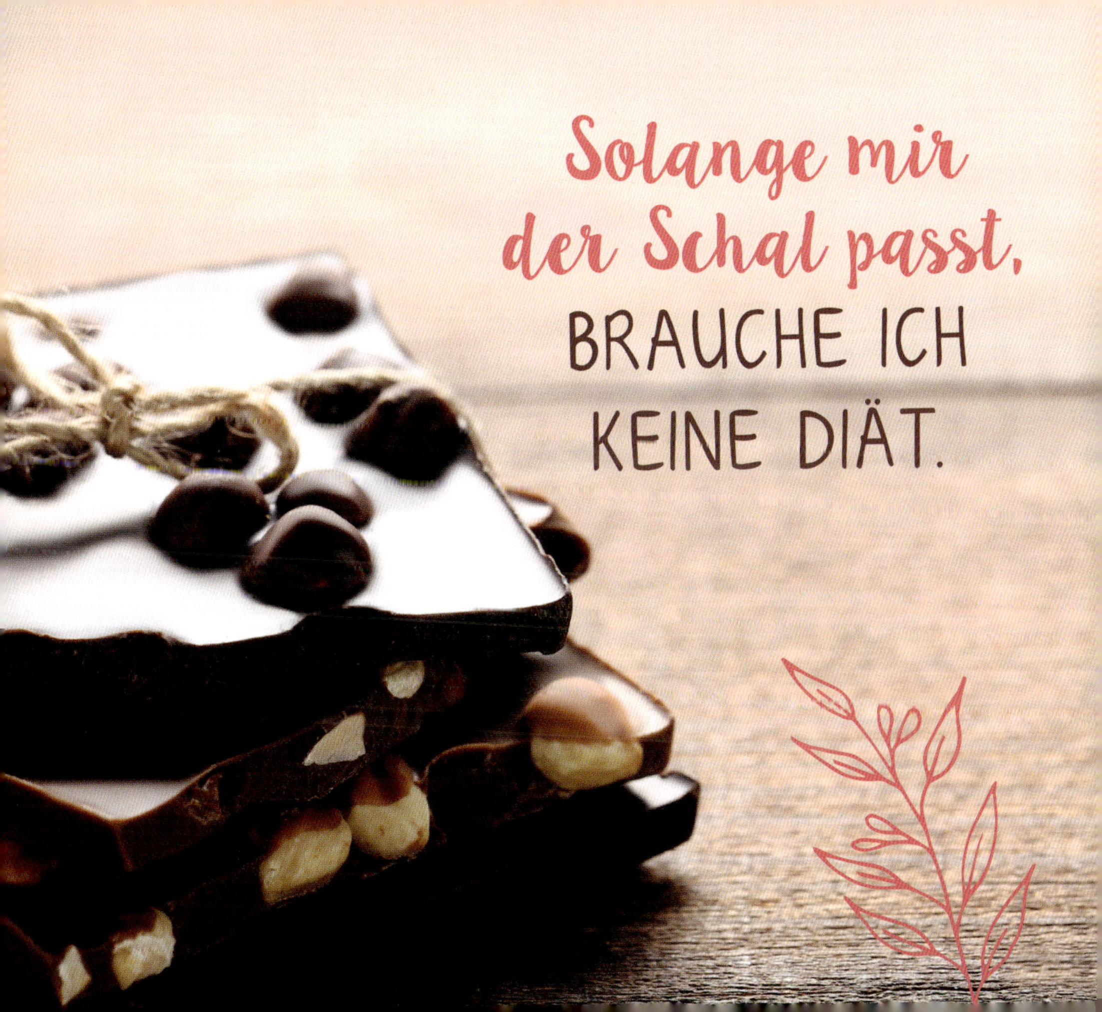
Solange mir der Schal passt,
BRAUCHE ICH KEINE DIÄT.

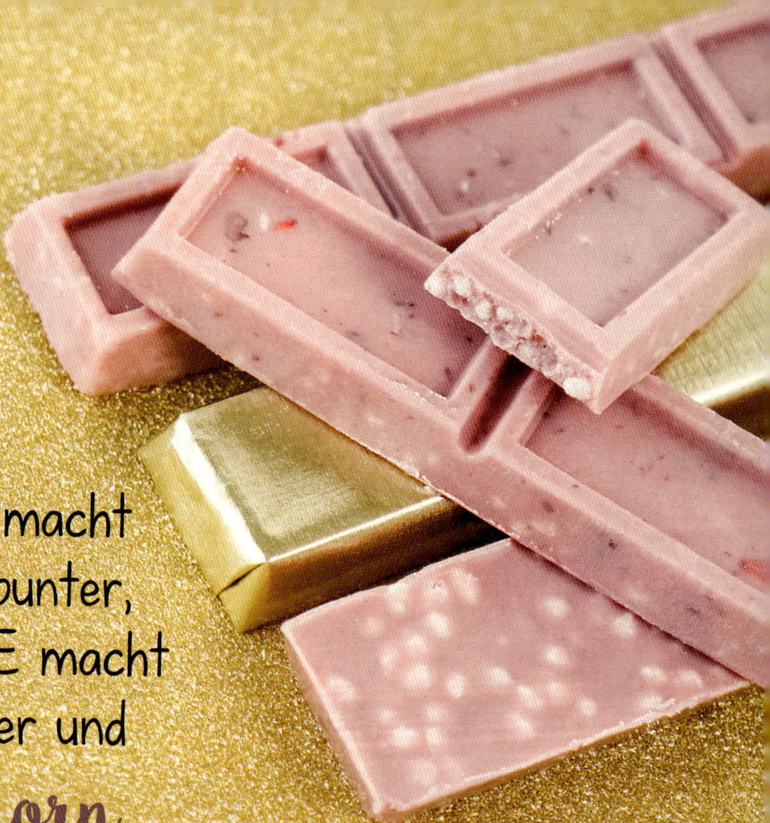

Sarkasmus macht
das Leben bunter,
SCHOKOLADE macht
es glücklicher und
ein Einhorn
bringt es zum Glitzern.

Wir brauchen definitiv
mehr WOCHENENDE,
mehr Schokolade,
mehr Liebe,
mehr SCHUHE
und viel weniger
Montag.

Was für eine Sorte Schokolade ist das?

Meine.

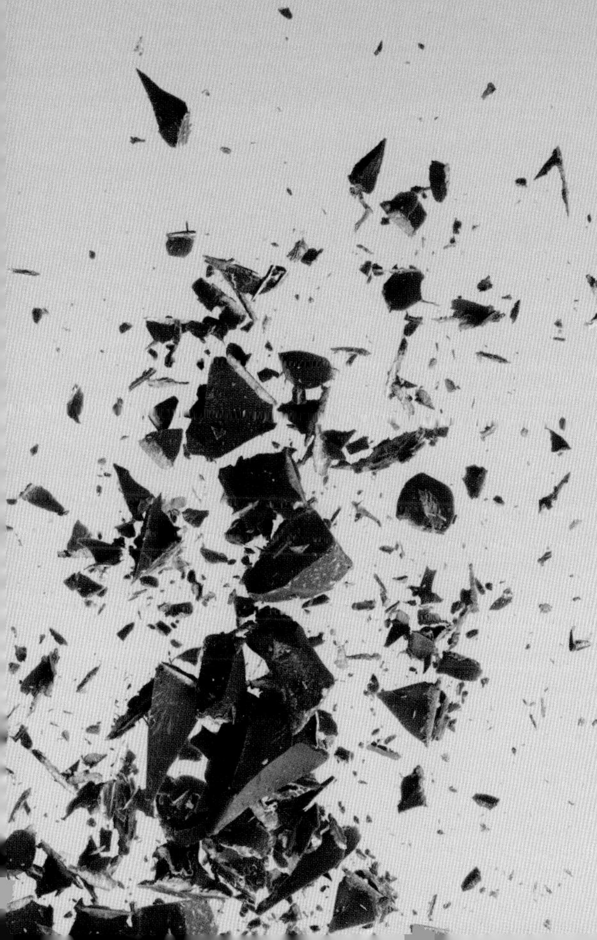

Soll ich Schokolade
kaufen?
Nein.
Und dann bringt
der wirklich keine
Schokolade mit.
Was für ein
Anfänger.

Ich helfe gerade
meinem Freund dabei, eine
Schokoladentafel
zu finden, die ich
vor ein paar Tagen
gegessen habe.

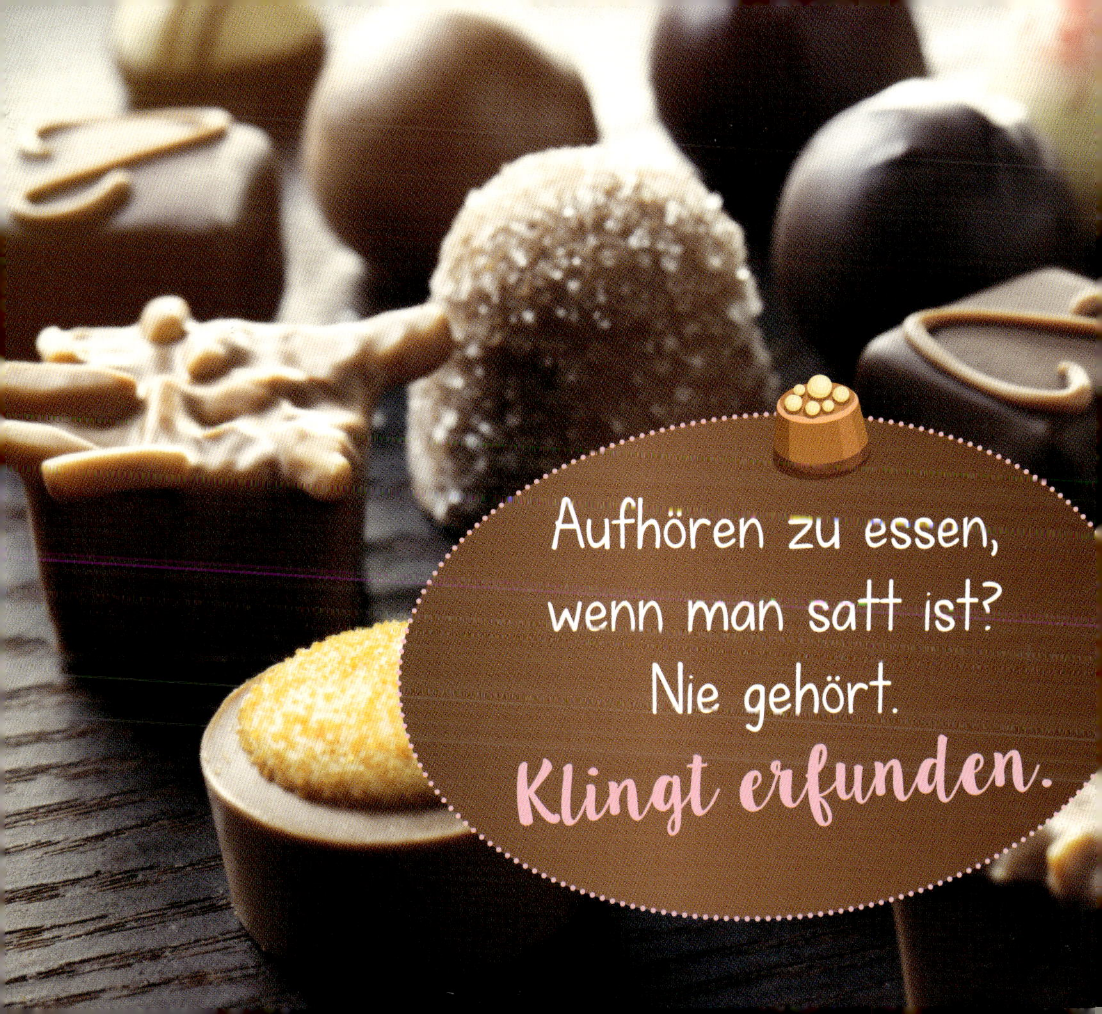
Aufhören zu essen,
wenn man satt ist?
Nie gehört.
Klingt erfunden.

Diät, Tag 1:
Ich habe alle ungesunden Lebensmittel aus dem Vorratsschrank entfernt.

War sehr lecker.

Eine verschwundene
TAFEL SCHOKOLADE
fällt viel weniger auf
als eine angebrochene
Tafel **Schokolade.**

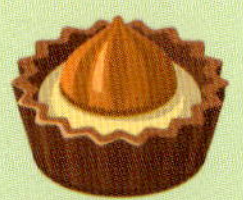

Hast du
die Schokolade
gesehen?

Kurz.

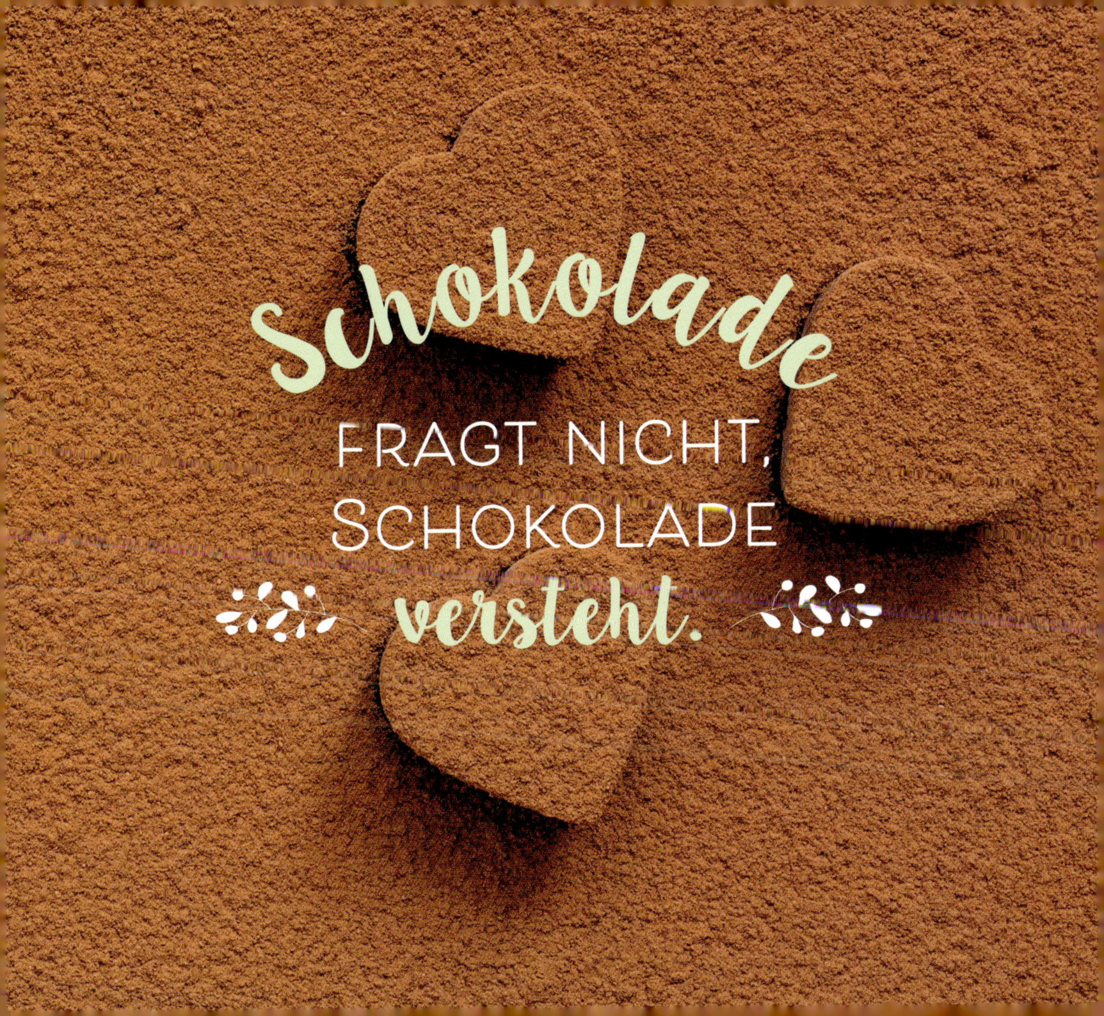
Schokolade
FRAGT NICHT,
SCHOKOLADE
versteht.

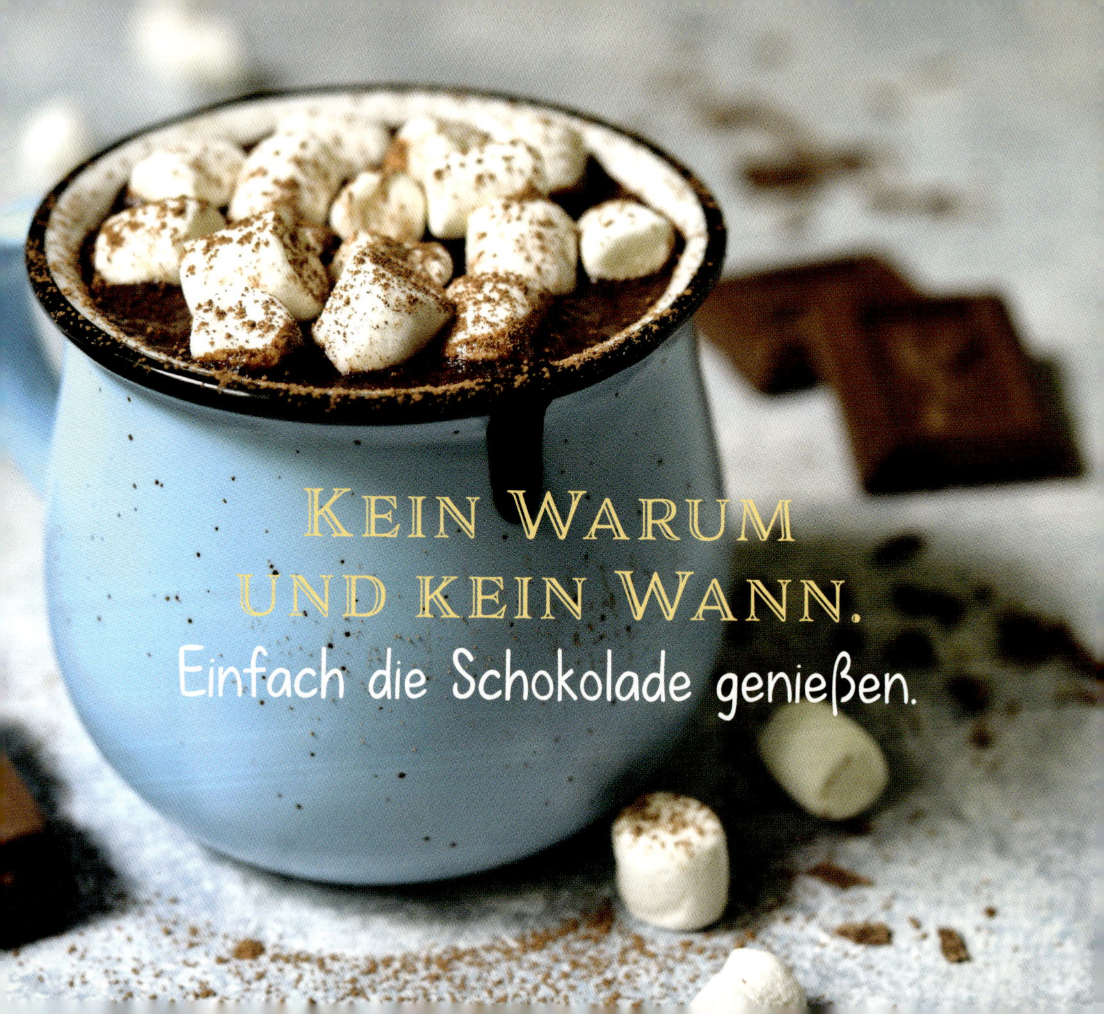
KEIN WARUM
UND KEIN WANN.
Einfach die Schokolade genießen.

WAS WÜRDEST DU FRAGEN,
WENN DU WÜSSTEST, DASS
die Antwort JA wäre?

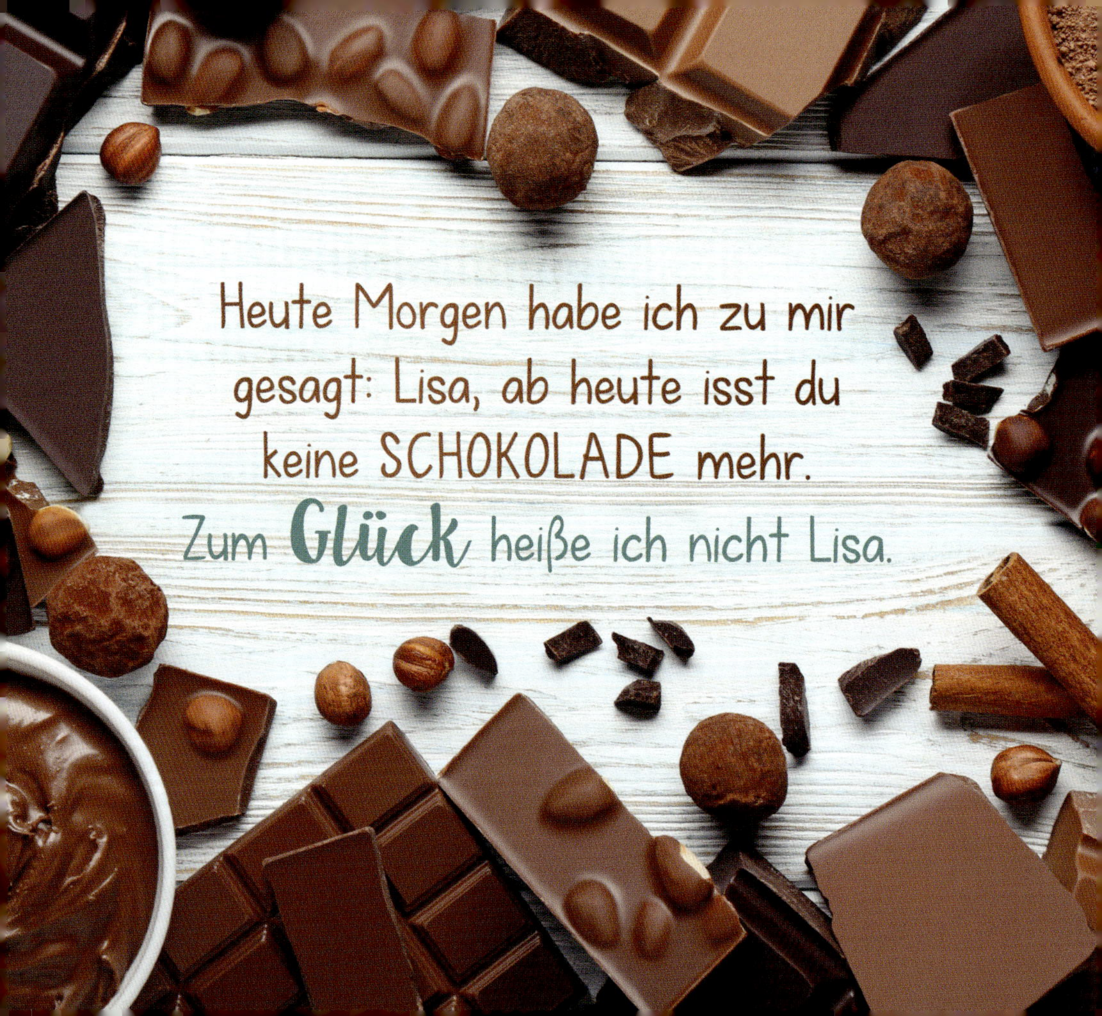

Heute Morgen habe ich zu mir gesagt: Lisa, ab heute isst du keine SCHOKOLADE mehr.

Zum **Glück** heiße ich nicht Lisa.

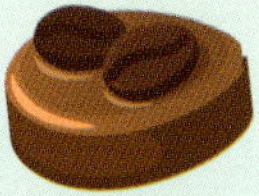

Auf der
Schokoladenpackung steht
»wiederverschließbar«.

GUTER WITZ.

Gute Freunde
sind die
Schokostückchen
in den Cookies
des Lebens.

Freundschaft
muss auf
einem soliden Fundament
aus Kaffeeklatsch,
SCHOKOLADE
und blöden Witzen stehen.

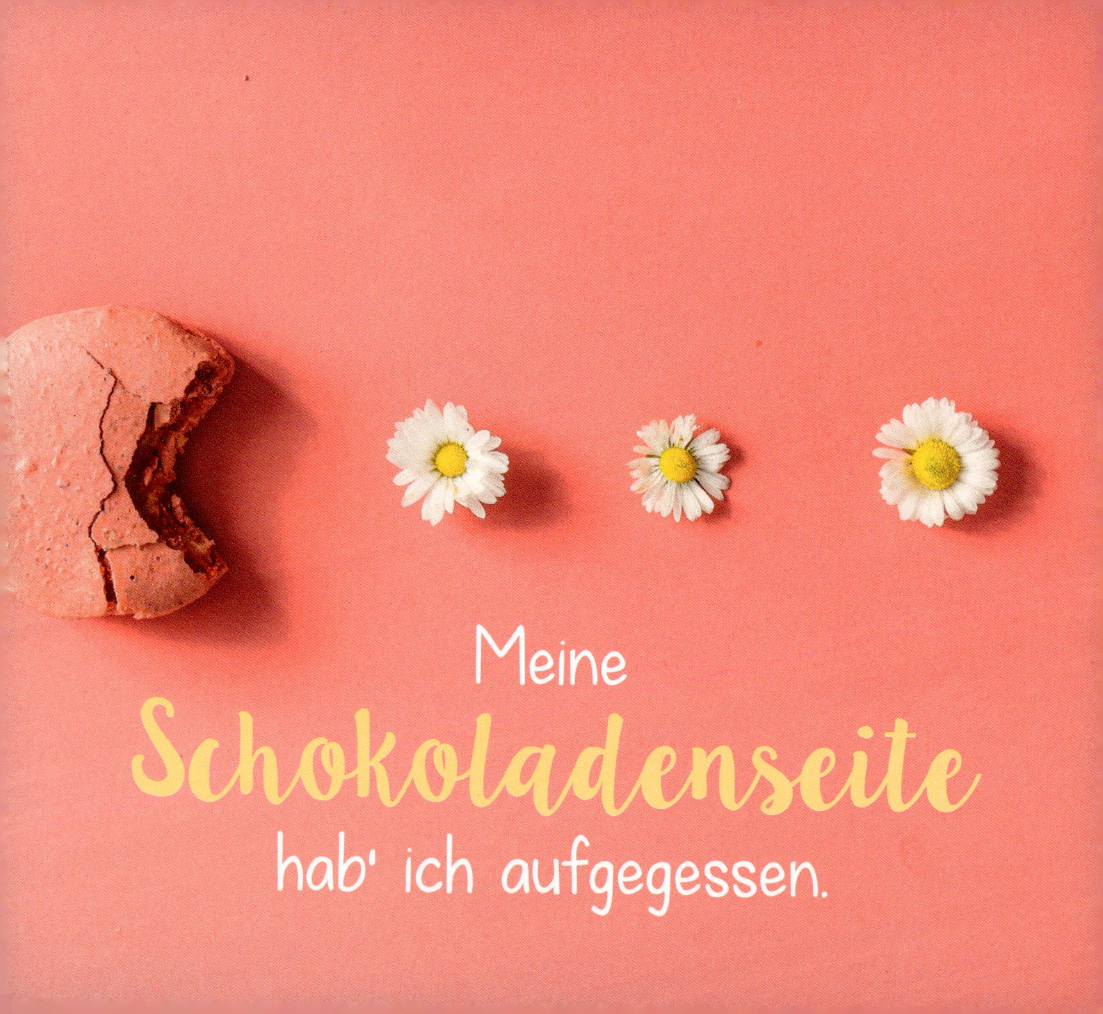
Meine
Schokoladenseite
hab' ich aufgegessen.

Nicht alle Mädchen sind aus Zucker. Manche sind aus ABENTEUERN, dunkler **Schokolade**, Intelligenz, Schimpfwörtern und **Mut**.

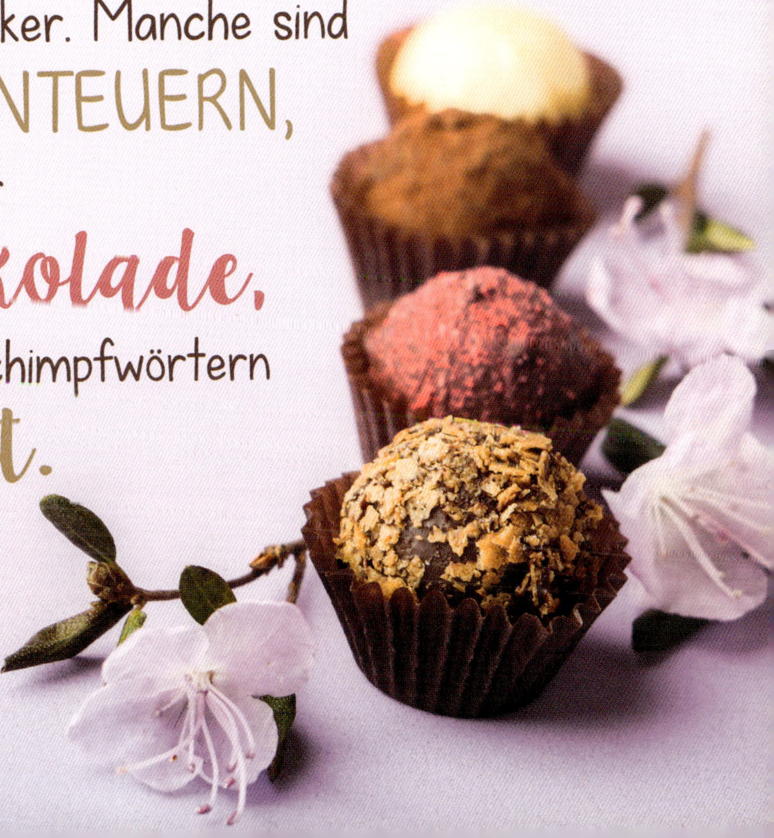

Mit mir ist
heute nicht gut
Kirschen essen.

**Schokolade
geht.**

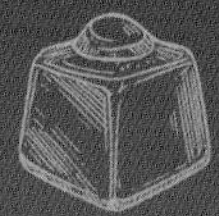

Das **Leben** ist kurz.
Deshalb mach
die Reise, iss die
SCHOKOLADE,
kauf das Pferd.

Wer auch immer
meine Voodoo-Puppe hat:
Hör auf, sie zu füttern!

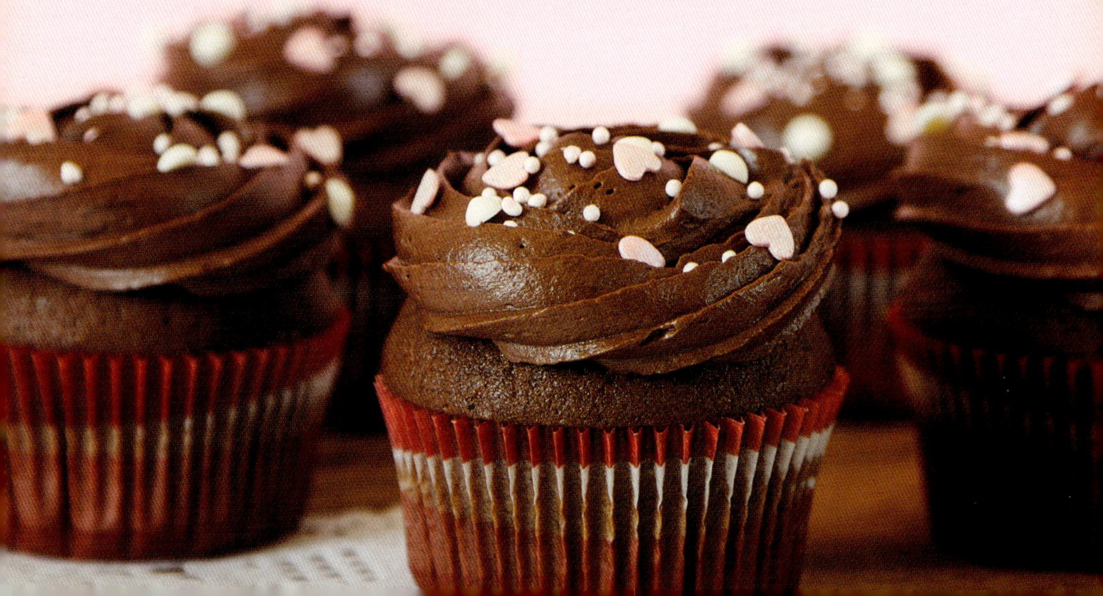

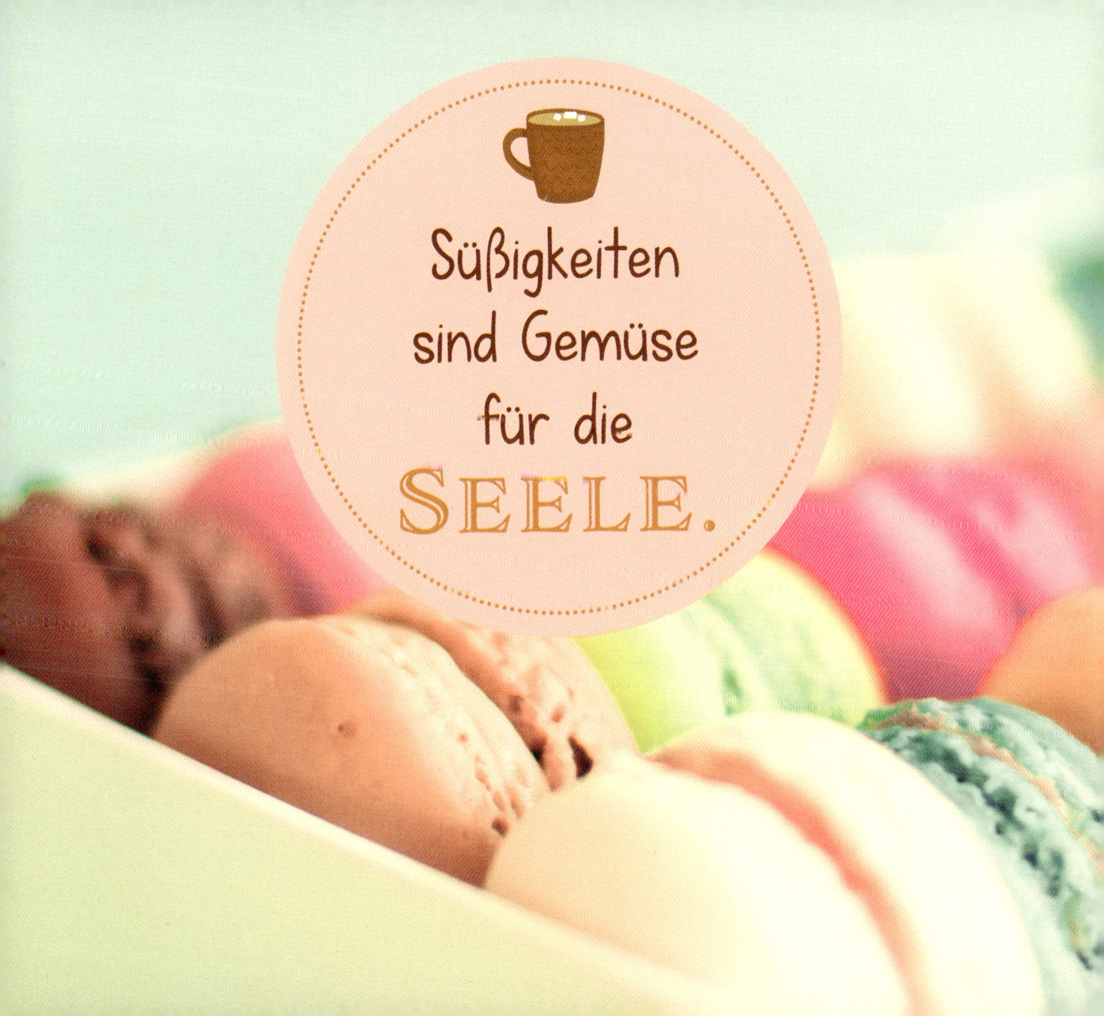
Süßigkeiten
sind Gemüse
für die
SEELE.

Immer wenn jemand sagt:
»Heute esse ich mal gesund«, fällt irgendwo eine Tafel SCHOKOLADE vor **Lachen** aus dem Regal und bricht sich ein paar Rippen.

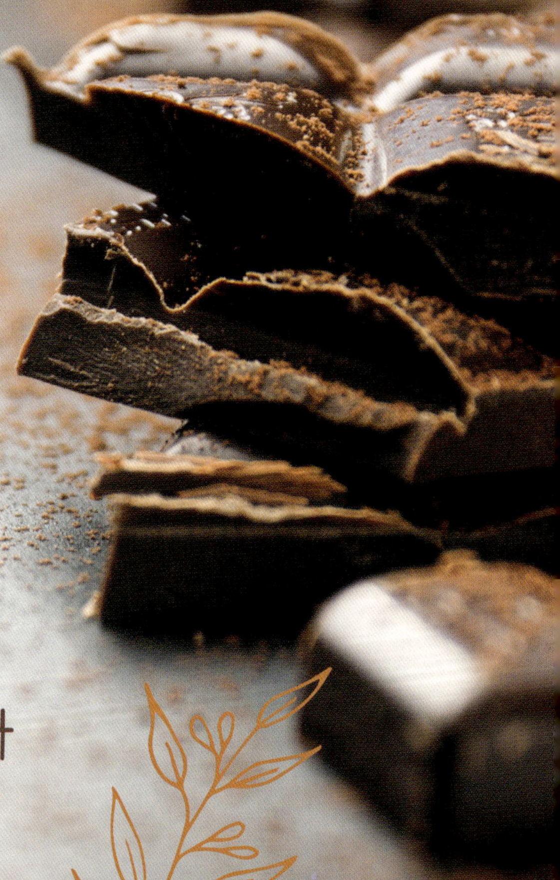

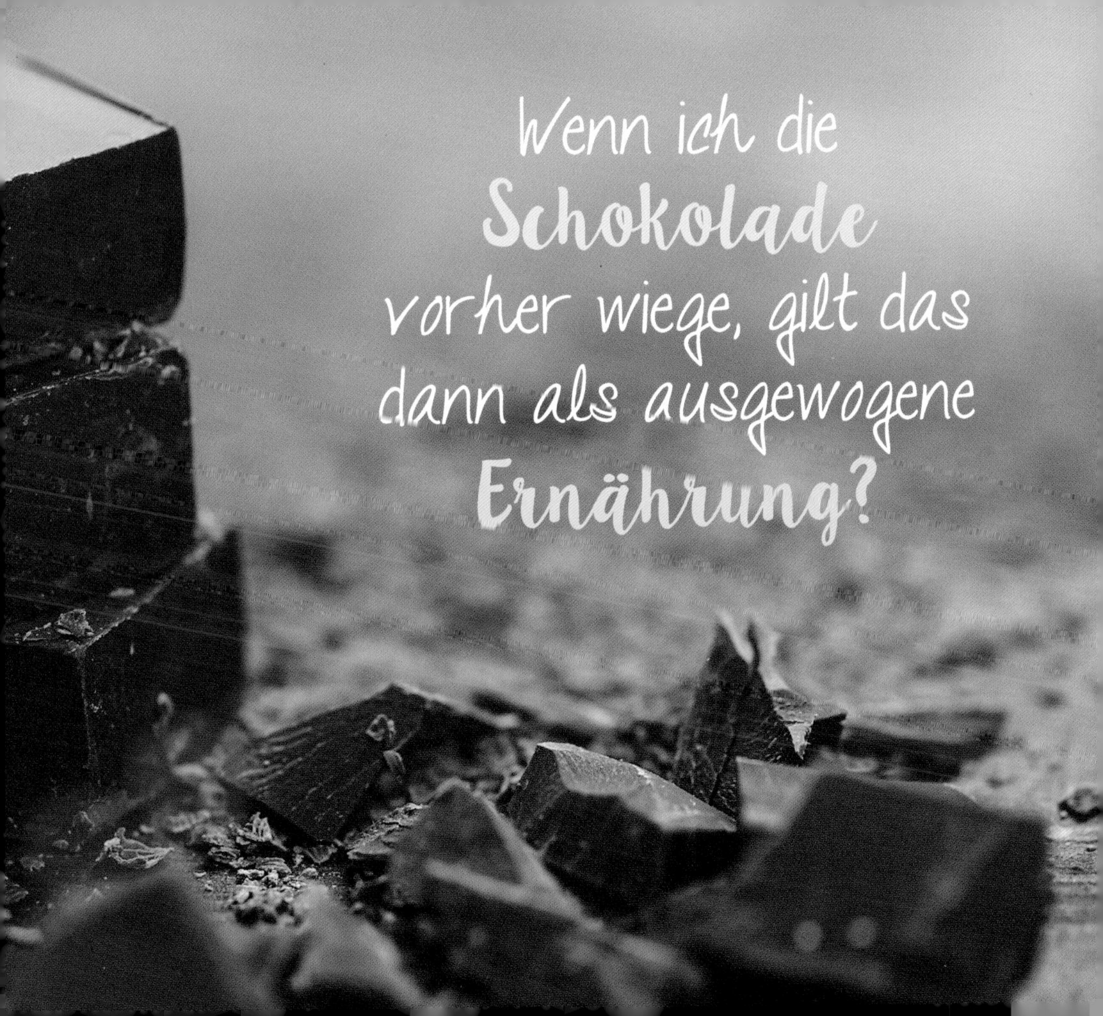
Wenn ich die
Schokolade
vorher wiege, gilt das
dann als ausgewogene
Ernährung?

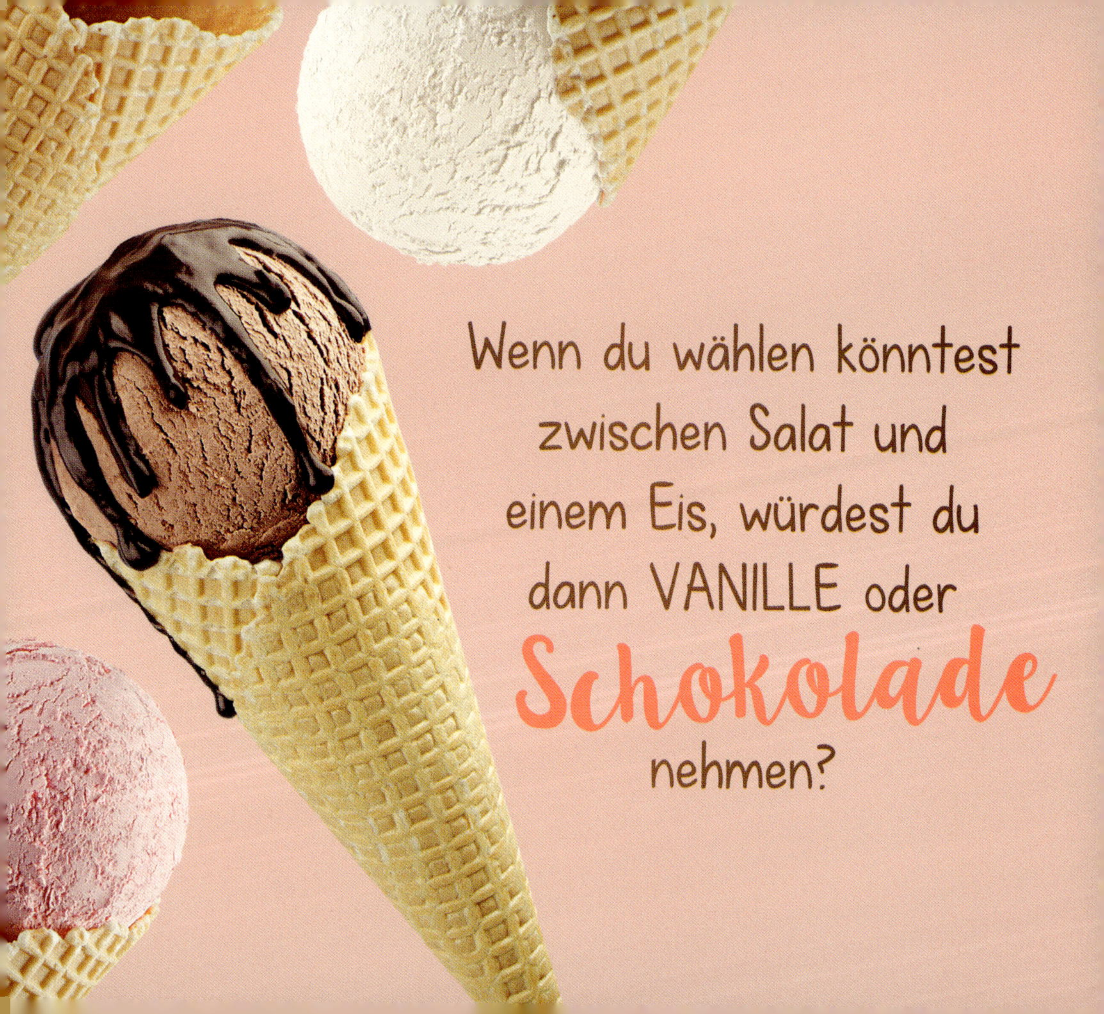
Wenn du wählen könntest
zwischen Salat und
einem Eis, würdest du
dann VANILLE oder
Schokolade
nehmen?

Cookies
löschen klingt
viel besser
als eine Packung
Kekse essen.

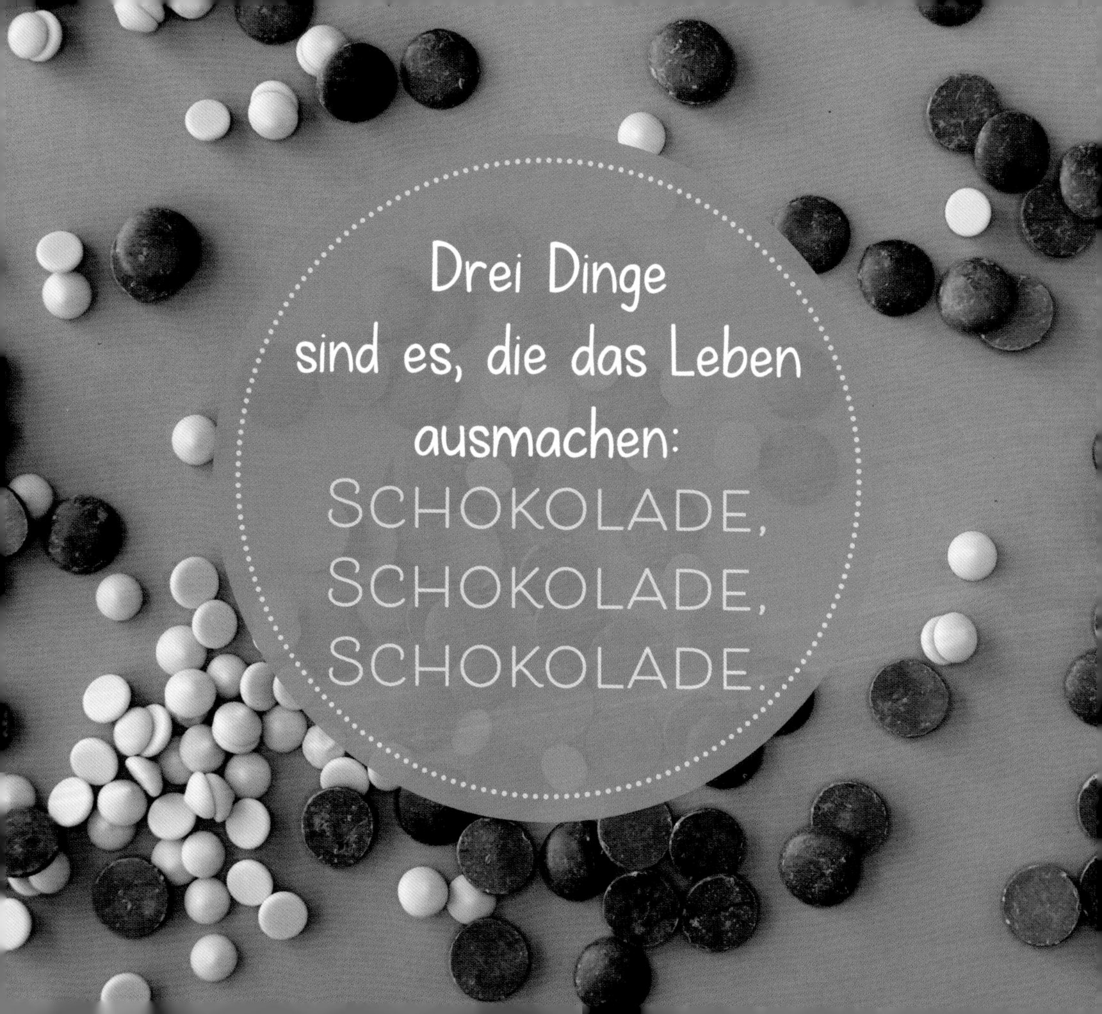
Drei Dinge
sind es, die das Leben
ausmachen:
SCHOKOLADE,
SCHOKOLADE,
SCHOKOLADE.

Hast du gerade
die ganze Tafel
Schokolade gegessen?

DIE MUSSTE WEG,
SIE WAR SCHON
GANZ BRAUN.

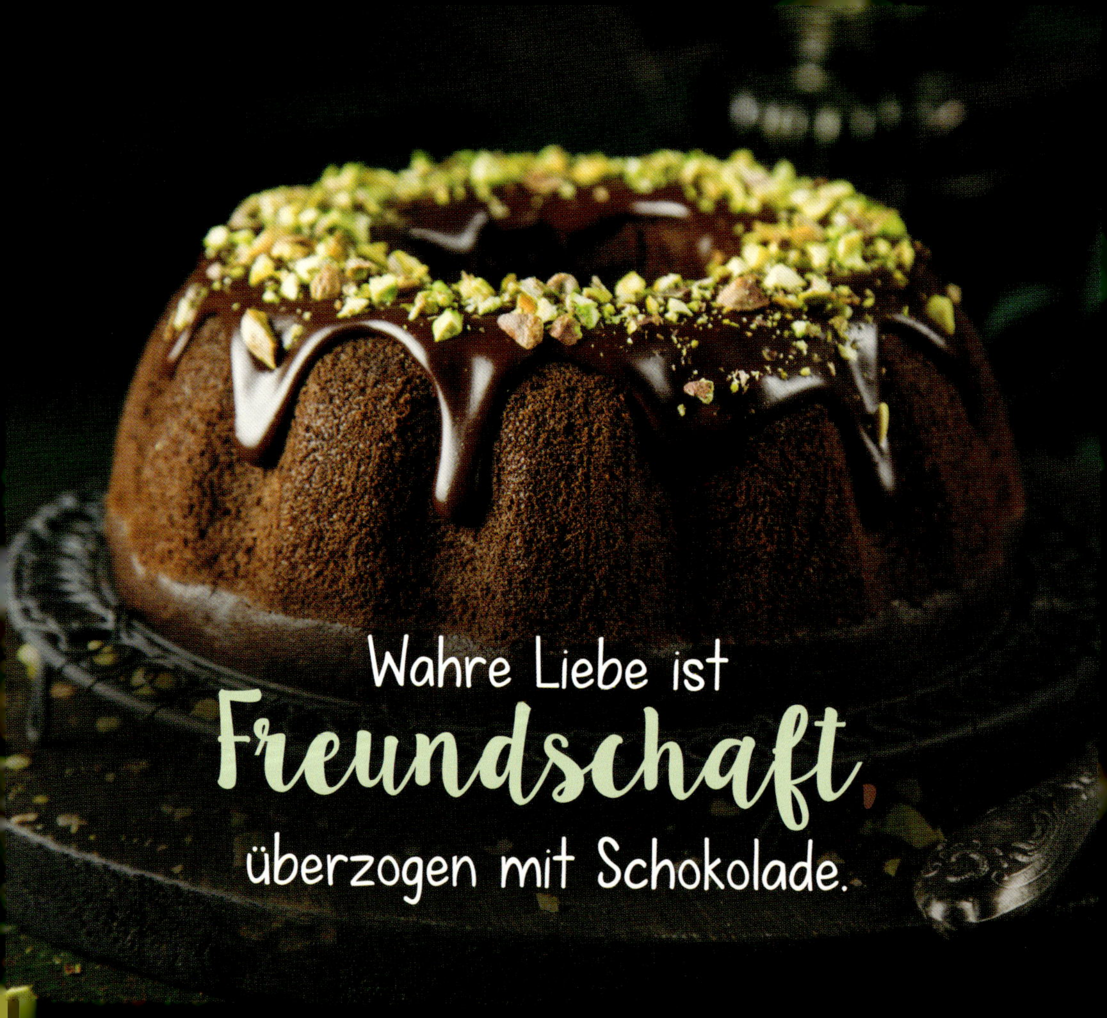
Wahre Liebe ist
Freundschaft,
überzogen mit Schokolade.

Manchmal ist alles,
was du brauchst,
deine beste FREUNDIN.

UND GANZ VIEL
SCHOKOLADE.

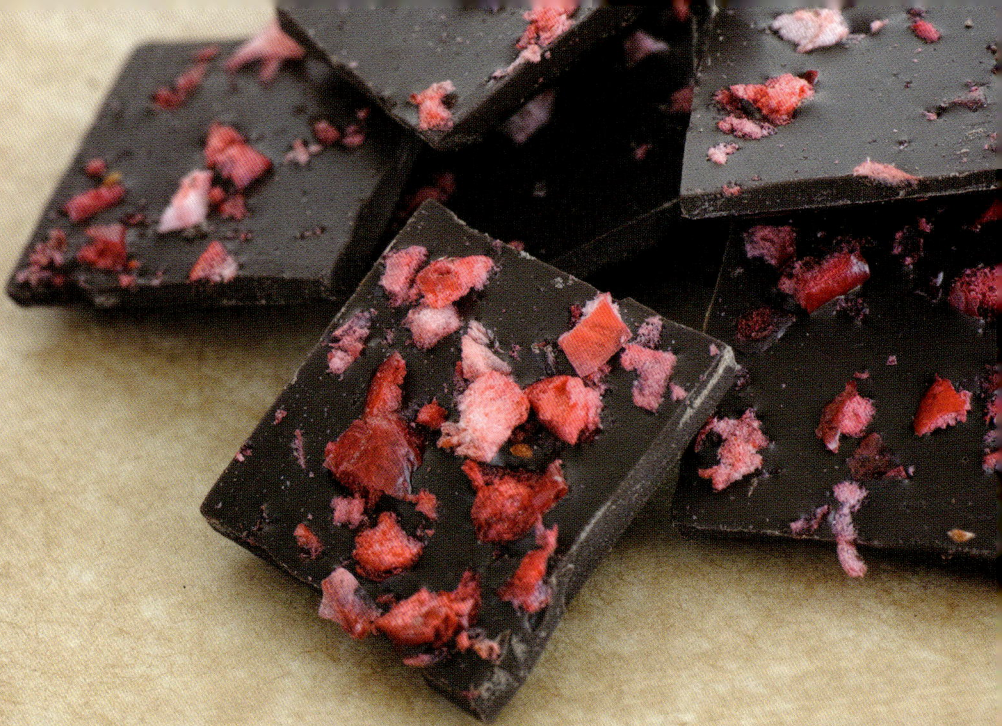

ICH BIN SEHR KONSEQUENT.

Wenn ich eine Tafel SCHOKOLADE anfange, esse ich sie auch zu Ende.

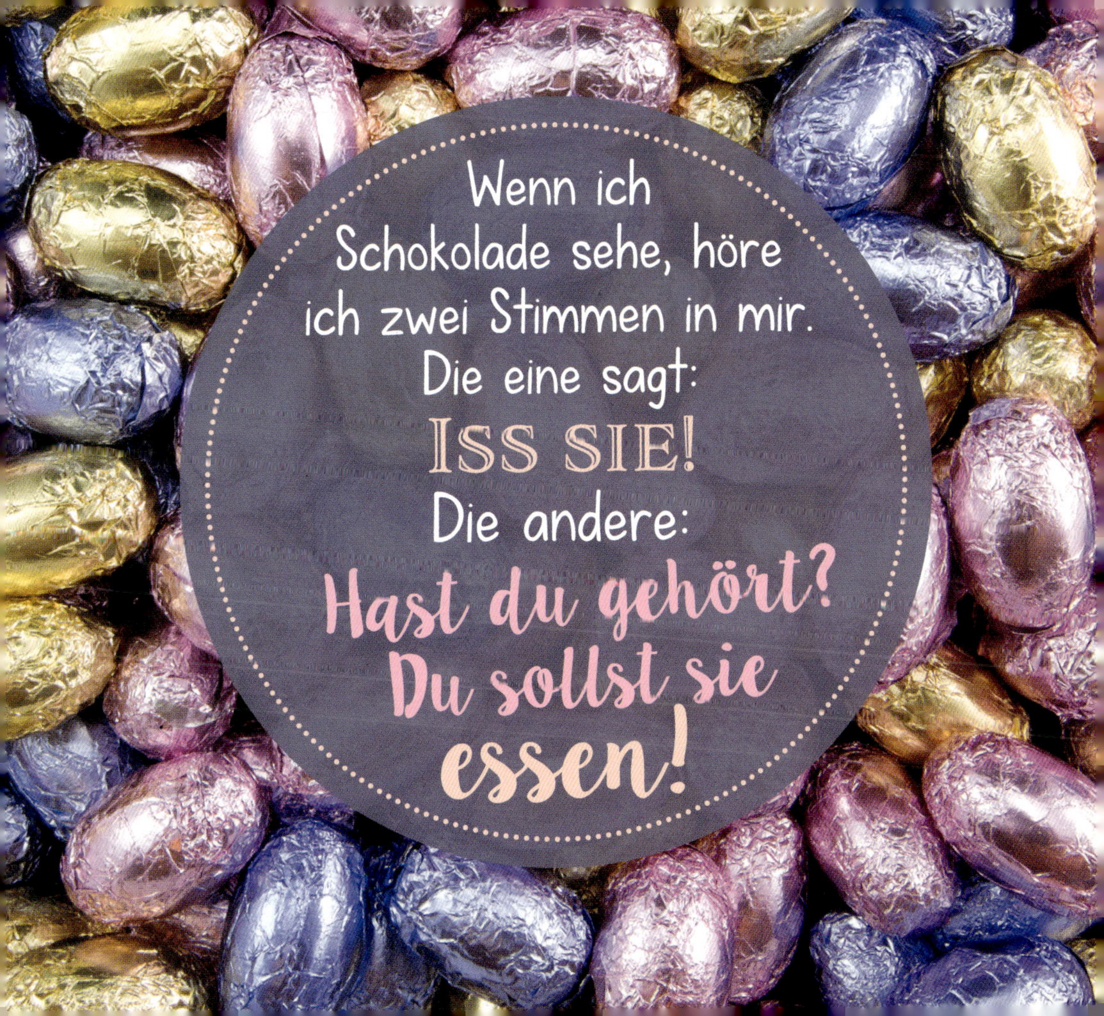
Wenn ich
Schokolade sehe, höre
ich zwei Stimmen in mir.
Die eine sagt:
ISS SIE!
Die andere:
Hast du gehört?
Du sollst sie
essen!

Satt heißt nicht, dass keine

SCHOKOLADE

mehr reingeht.

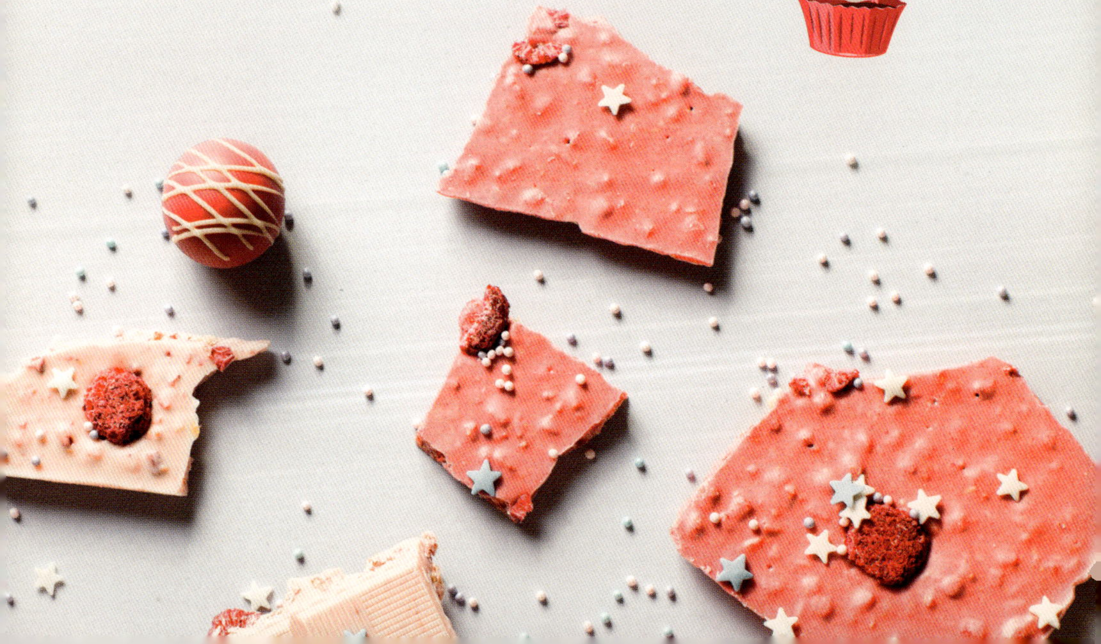

Wie ich es hasse,

wenn außer mir nichts Süßes im Haus ist.

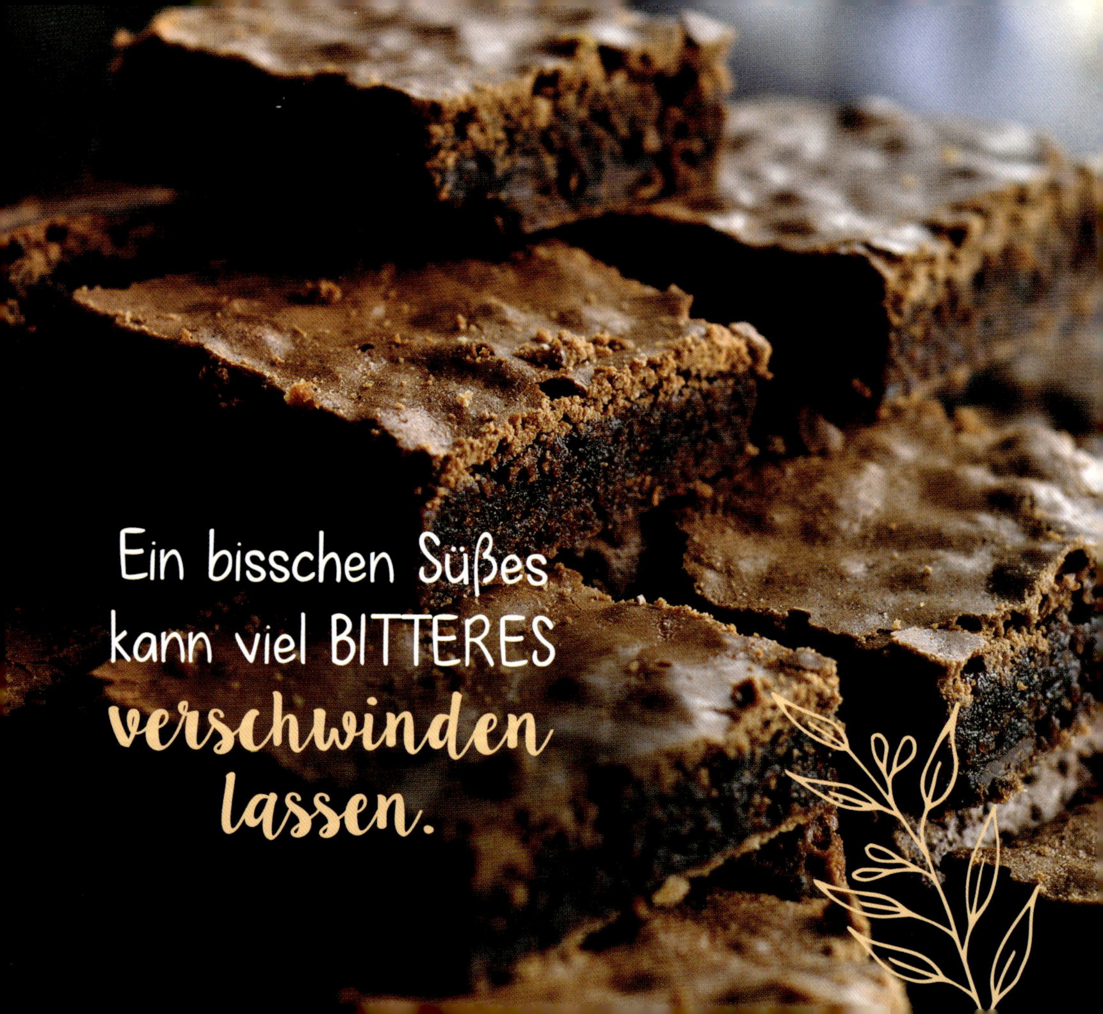
Ein bisschen Süßes
kann viel BITTERES
verschwinden
lassen.

Aufstehen,

Krone liegen lassen,
Haare zerzausen
und eskalieren
gehen.

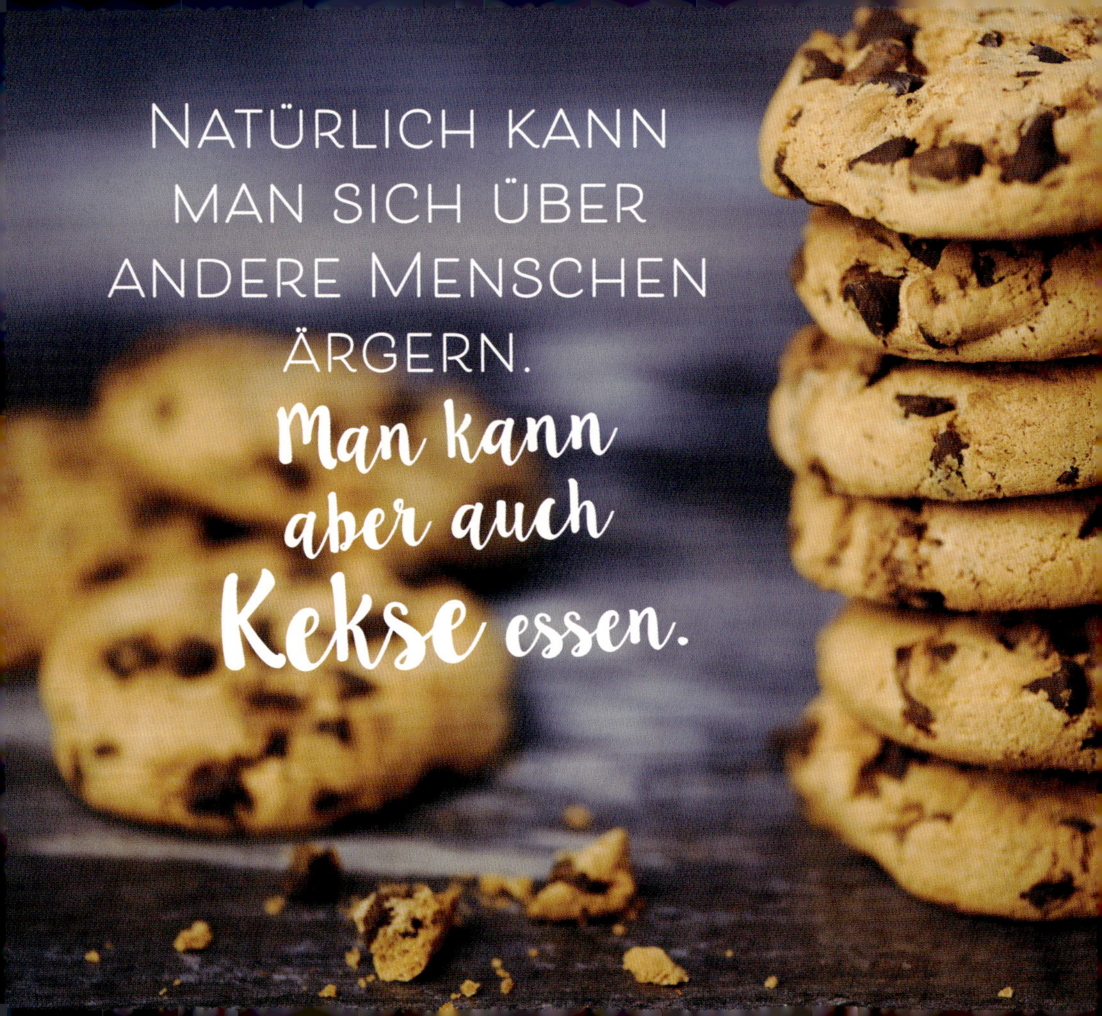
NATÜRLICH KANN
MAN SICH ÜBER
ANDERE MENSCHEN
ÄRGERN.
Man kann
aber auch
Kekse essen.

3-Tage-Challenge:

Keine Schokolade am
29., 30. und 31. Februar.

... aber erst mal

Schokolade!

ZU HAUSE
IST DA,
wo man weiß, wo
die SCHOKOLADE
versteckt ist.

Ohne
Schokolade
wird das
nichts.

Wenn Schokolade die Antwort ist, ist die Frage unwichtig.

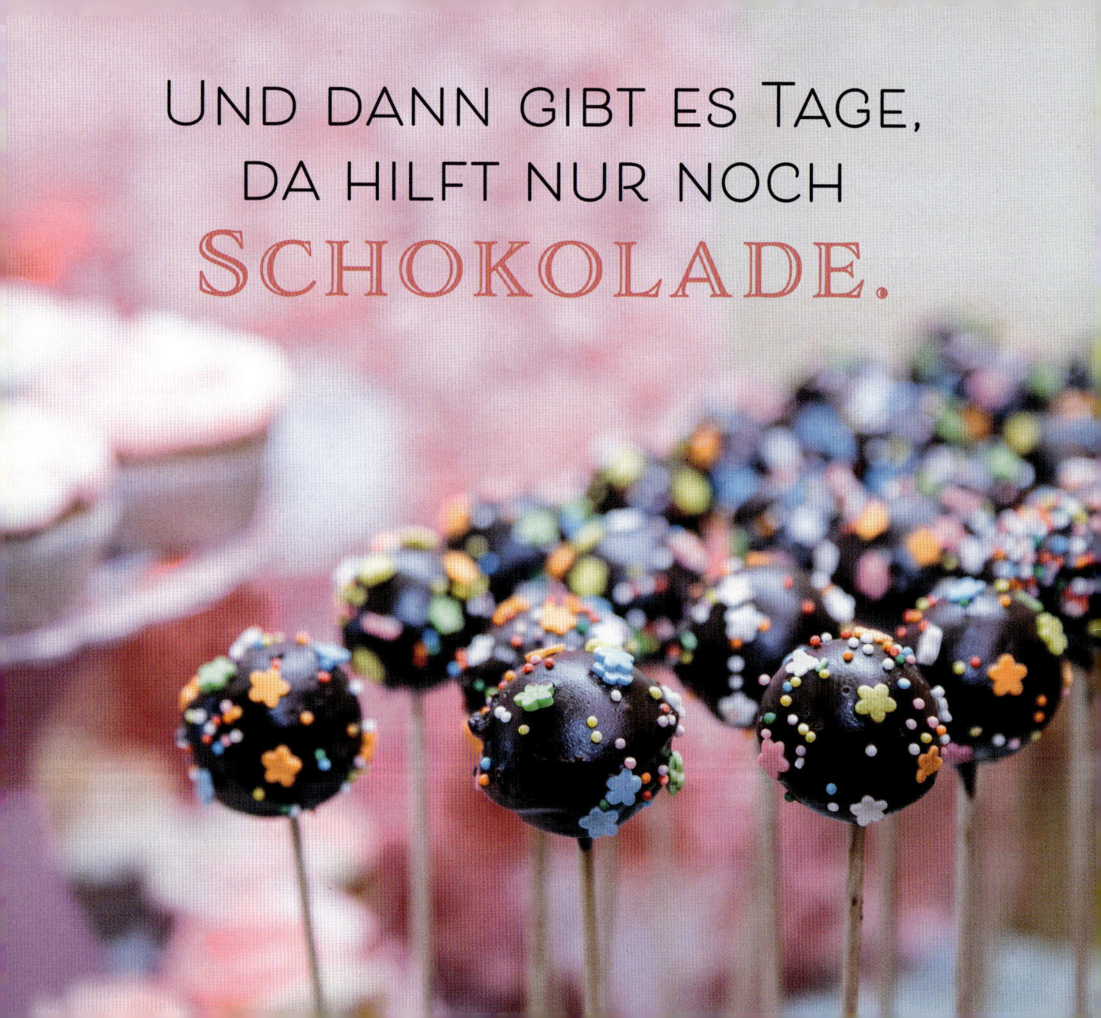
UND DANN GIBT ES TAGE,
DA HILFT NUR NOCH
SCHOKOLADE.

MEINE
Schokolade
TEILE ICH
NICHT!

Ich habe immer ein
Messer unter
dem Kopfkissen.
Könnte ja jemand
mit einem Kuchen
vorbeikommen.

Warum ich Kuchen esse?

Irgendwo auf der Welt hat sicher jemand GEBURTSTAG.

Wenn alle Stricke reißen,
bist du zu dick für die
Schaukel.

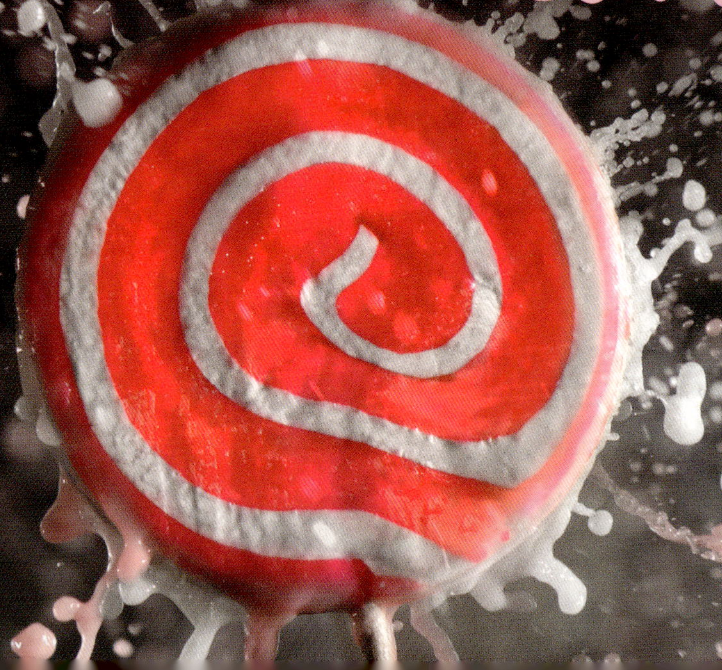

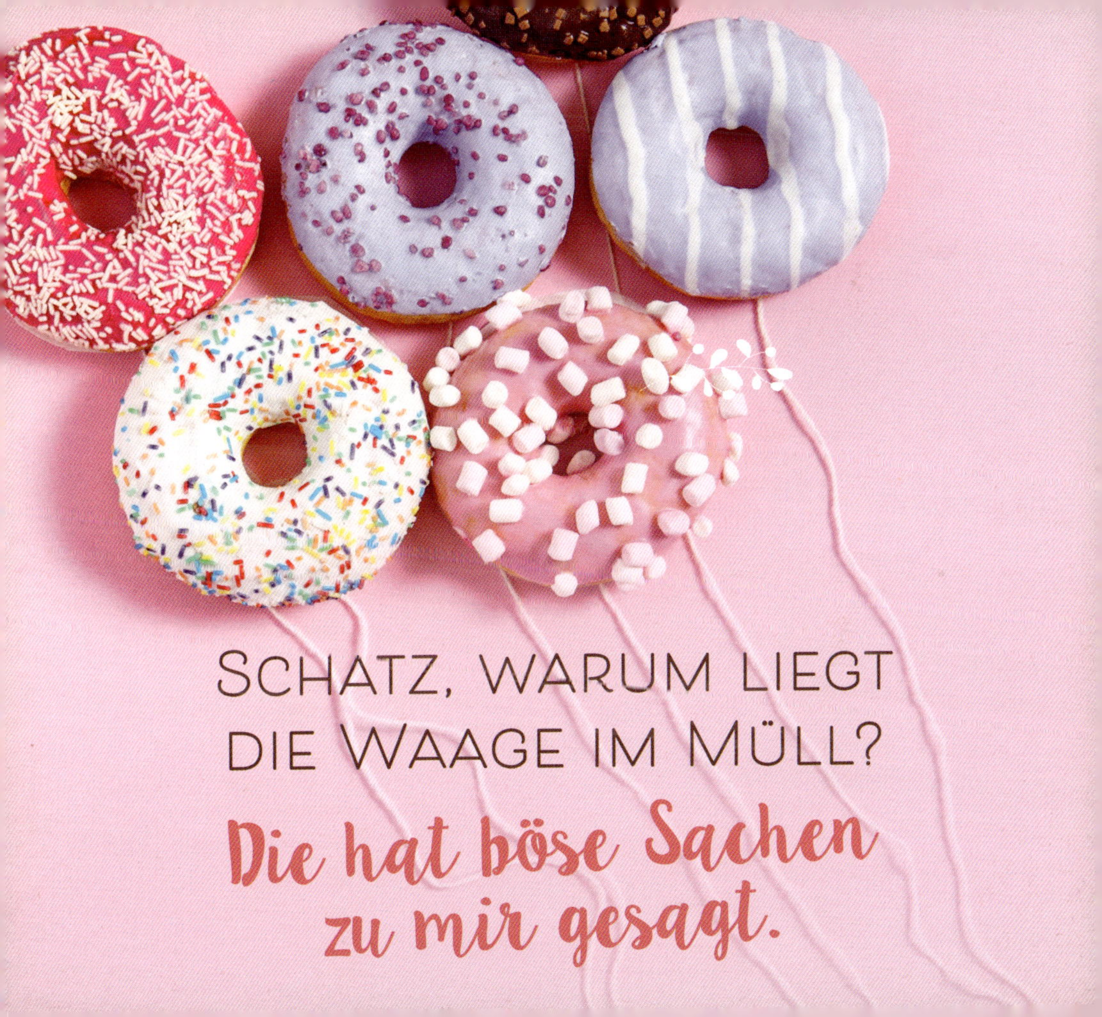
SCHATZ, WARUM LIEGT
DIE WAAGE IM MÜLL?
Die hat böse Sachen
zu mir gesagt.

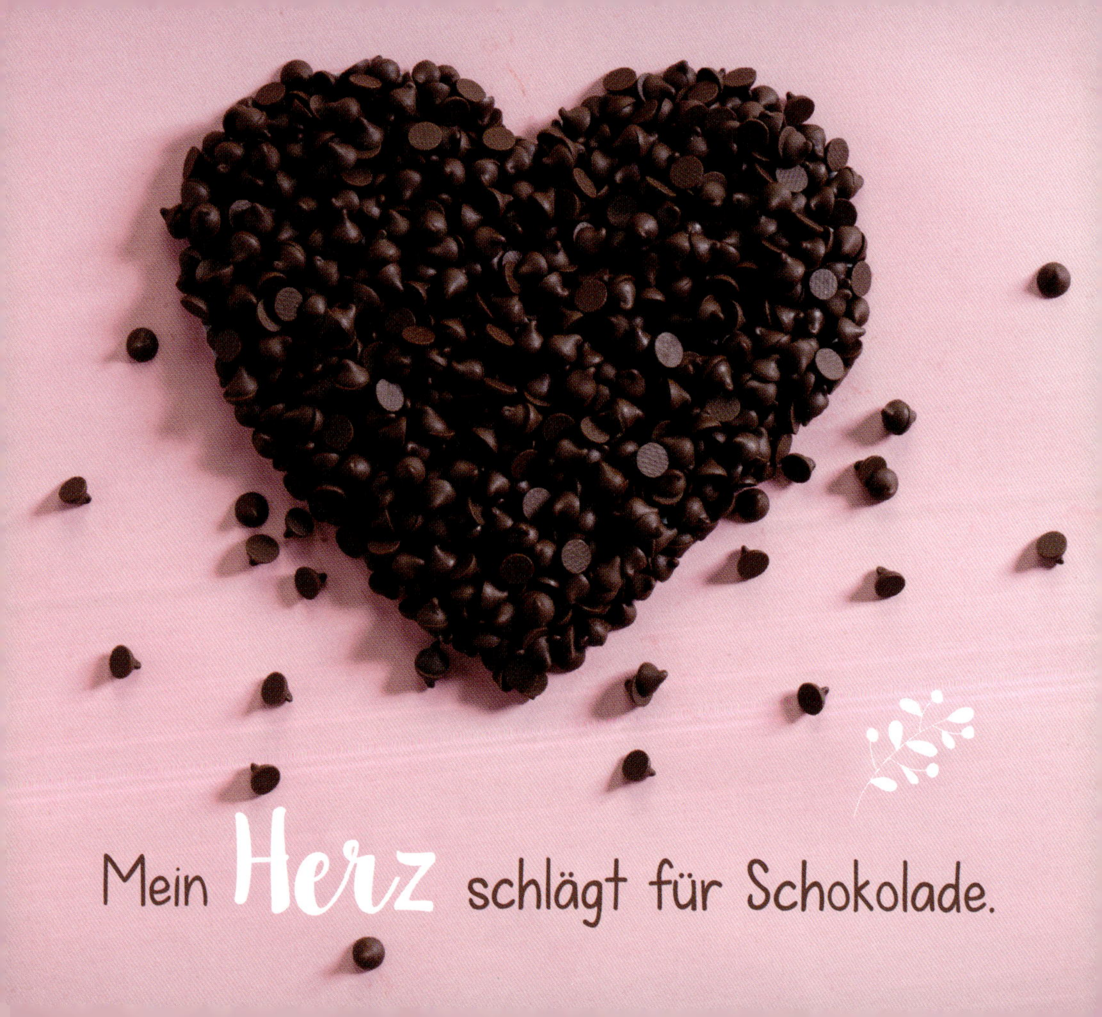
Mein Herz schlägt für Schokolade.

SCHOKOLADE PASST IMMER.

SCHOKOLADE IST KEIN ERSATZ FÜR LIEBE.

Die Liebe ist der Ersatz für Schokolade.

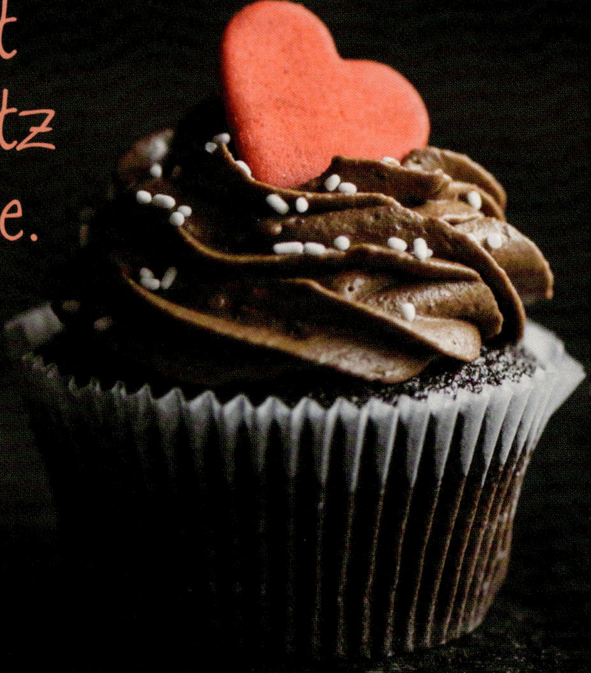

Raupe

müsste man sein.
Essen, schlafen,
essen, schlafen.

Zack! –
Schmetterling!

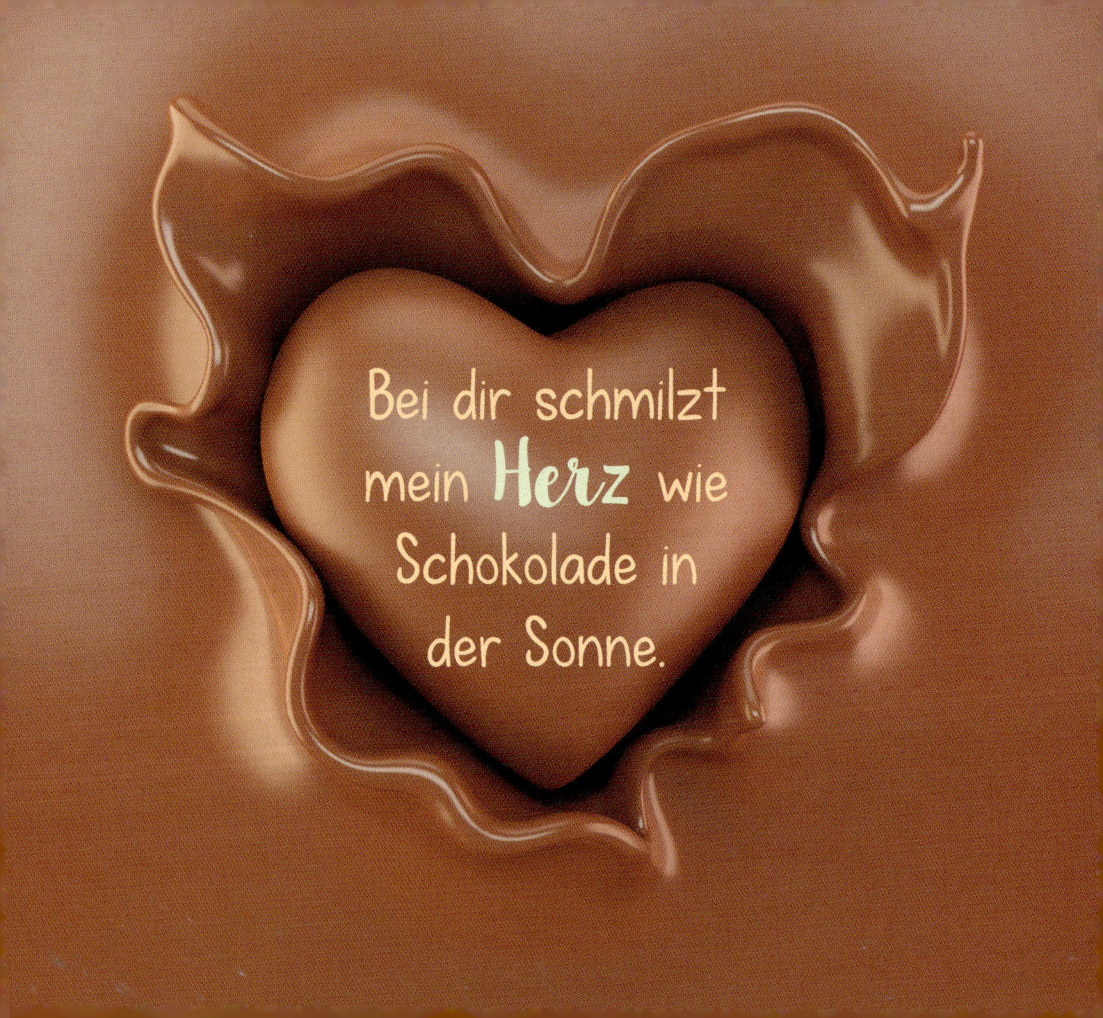
Bei dir schmilzt
mein Herz wie
Schokolade in
der Sonne.

Schokolade

ist

SCHOKOLADE.

Alles andere ist nur

Essen.

Schokolade
spürt es,
wenn man
traurig
ist.

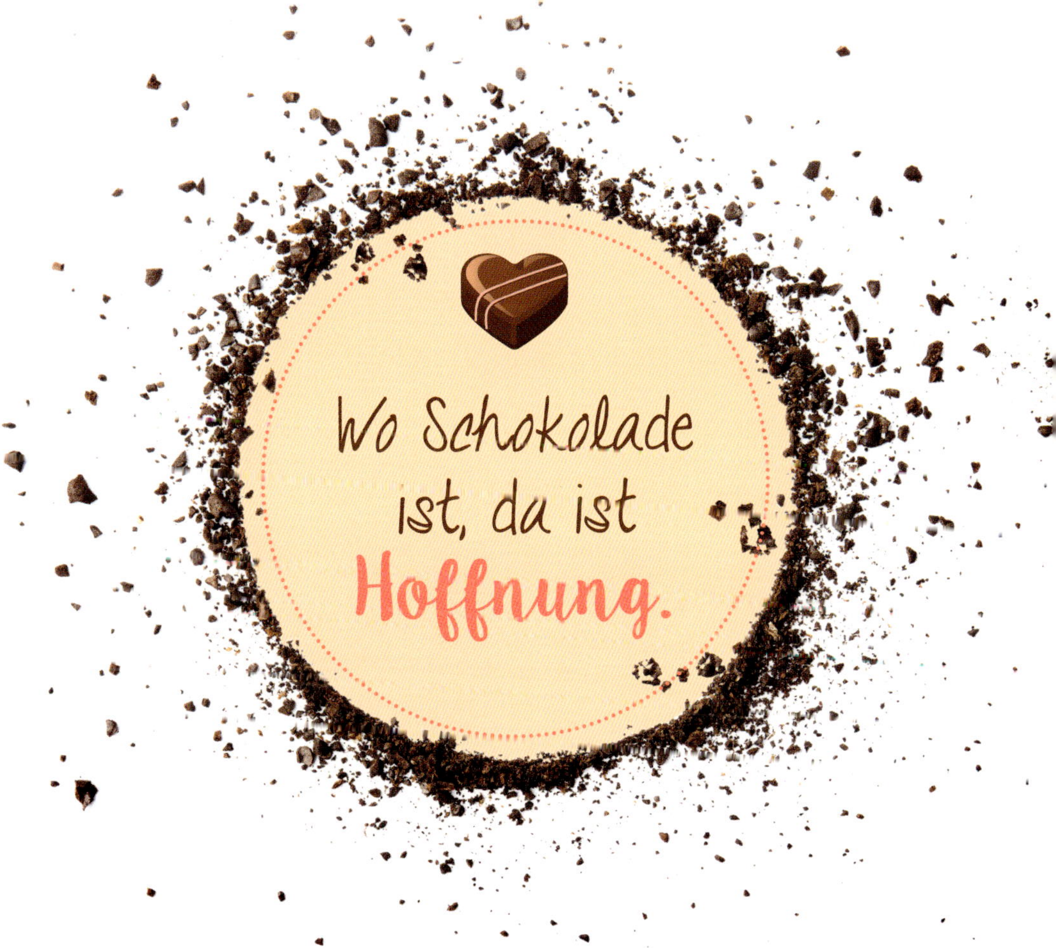
Wo Schokolade
ist, da ist
Hoffnung.

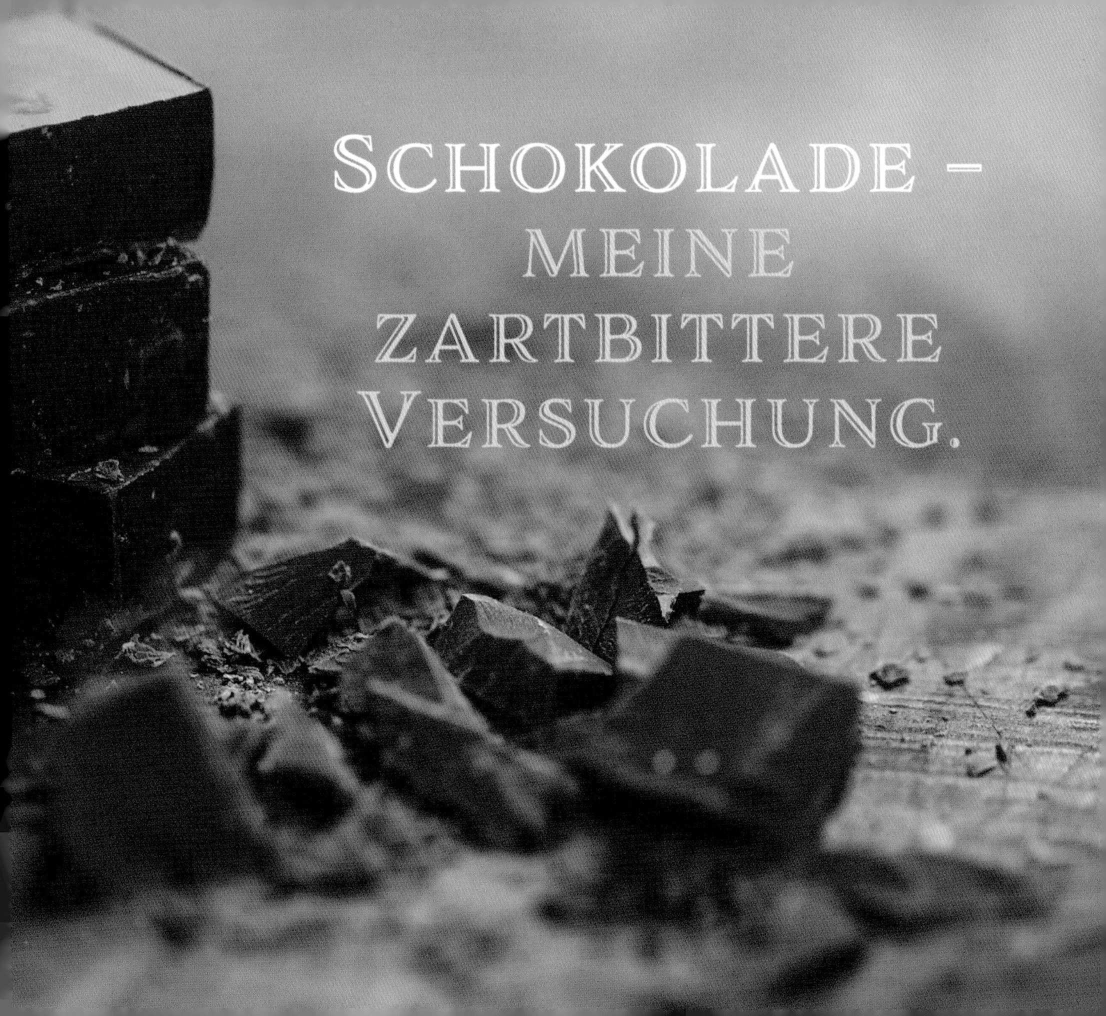
Schokolade –
meine
zartbittere
Versuchung.

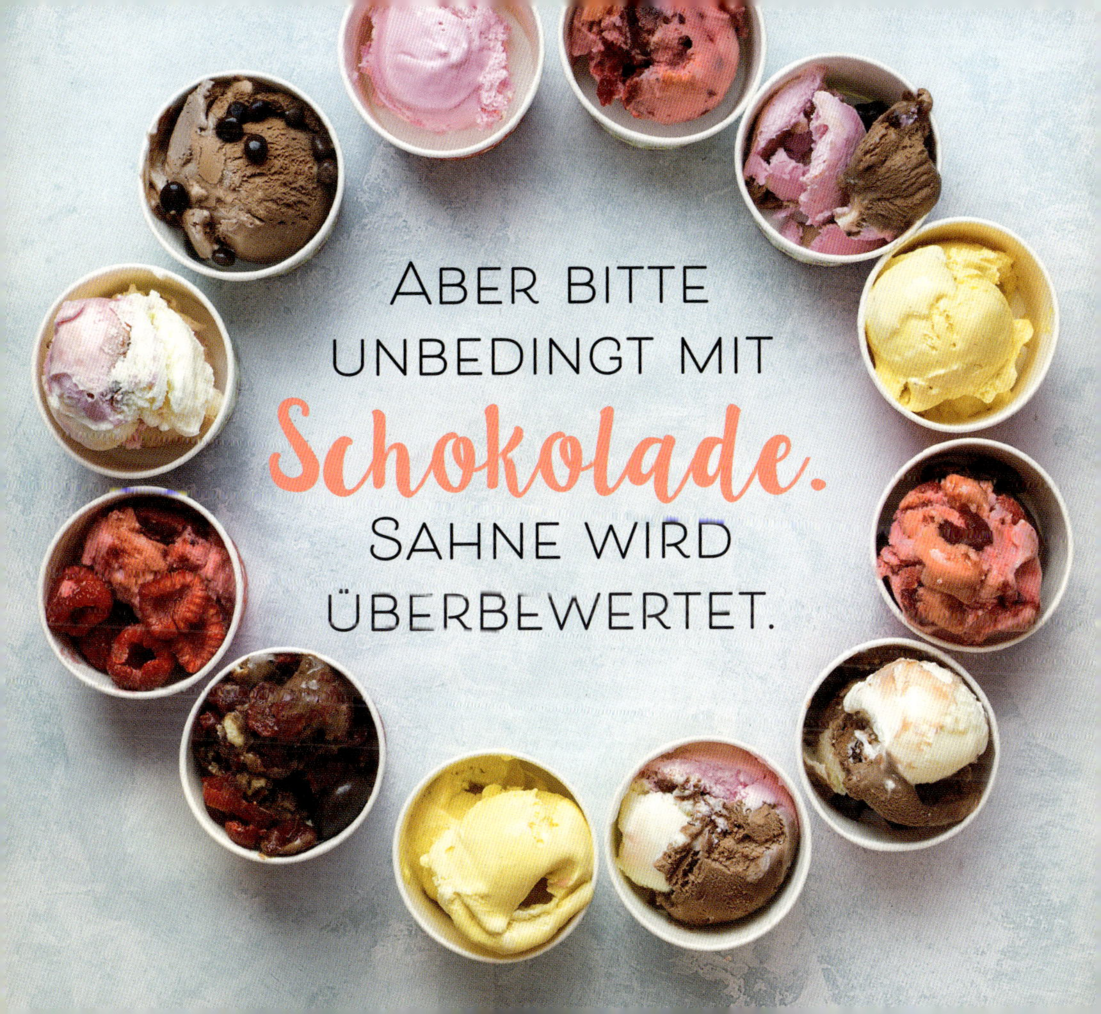
ABER BITTE
UNBEDINGT MIT
Schokolade.
SAHNE WIRD
ÜBERBEWERTET.

Alles ist gut,
wenn es
Schokolade
ist.

Schokolade löst keine Probleme. Aber das tut ein Apfel auch nicht.

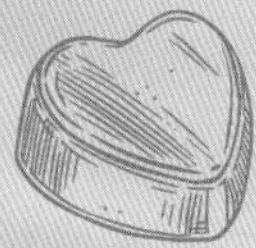

Wenn du mich
schon in eine
Schublade steckst,
dann bitte in die
mit dem Süßkram.

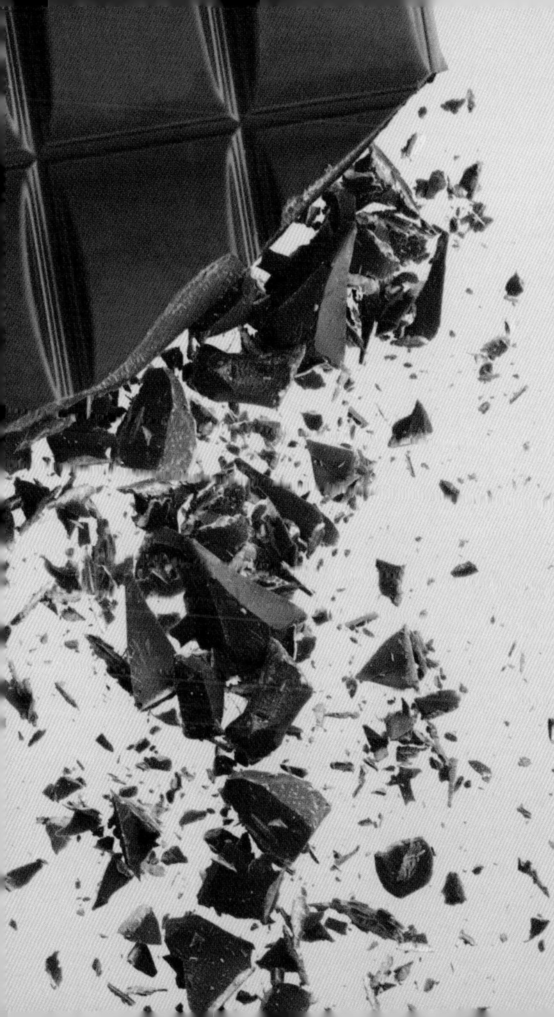

Stark ist,

wer eine
TAFEL
SCHOKOLADE
mit bloßen Händen
in vier Teile
zerbrechen kann –
und dann nur
einen davon isst.

Bereits drei
Tafeln SCHOKOLADE
decken den Kalziumbedarf
eines Erwachsenen.
**Gesunde Ernährung
kann so einfach sein.**

Solange KAKAO 

auf Bäumen wächst,

ist **Schokolade**

für mich OBST.

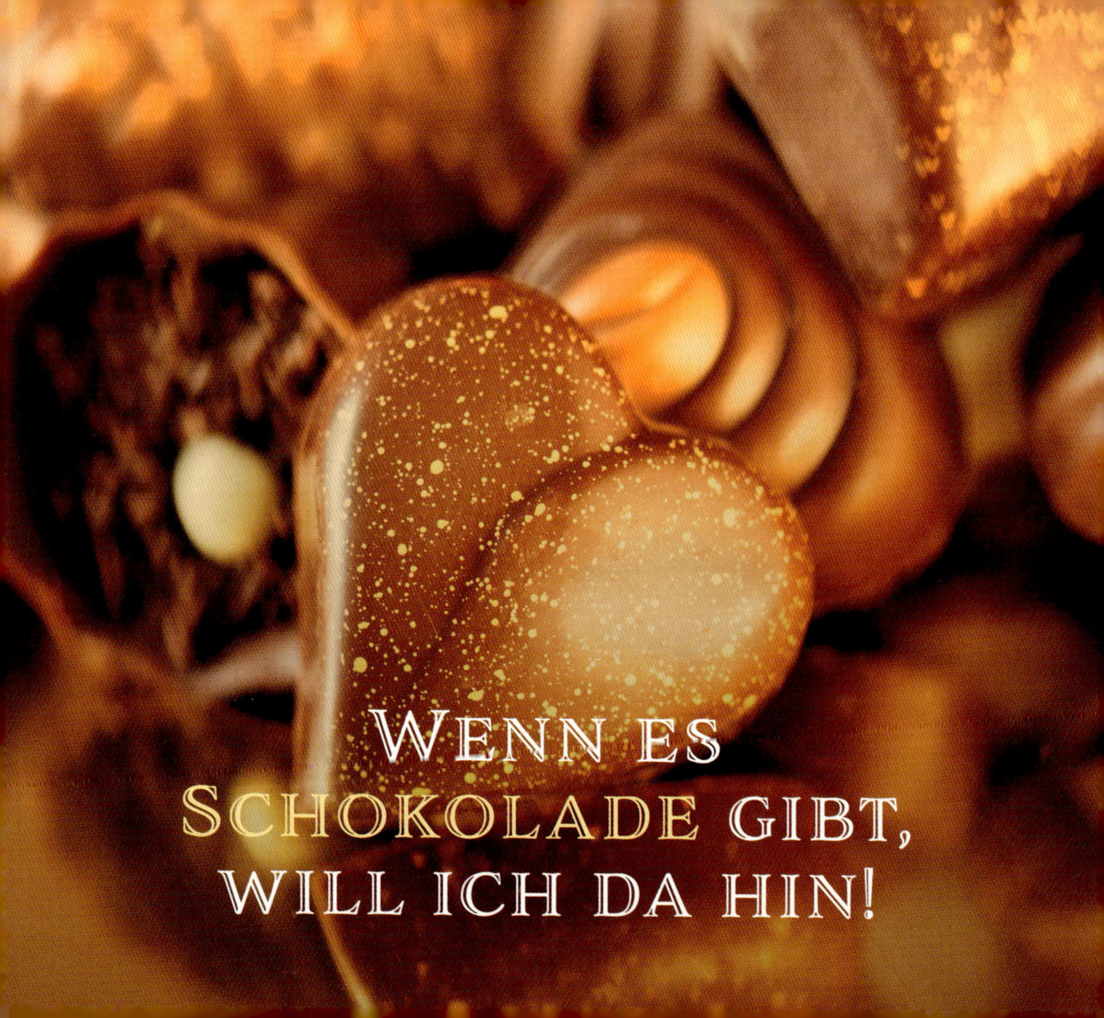
Wenn es
Schokolade gibt,
will ich da hin!

Rettet die Erde!

Sie ist der einzige Planet,
auf dem es
SCHOKOLADE gibt.

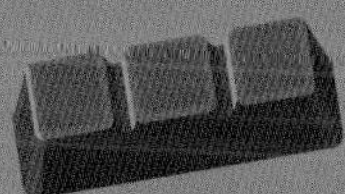

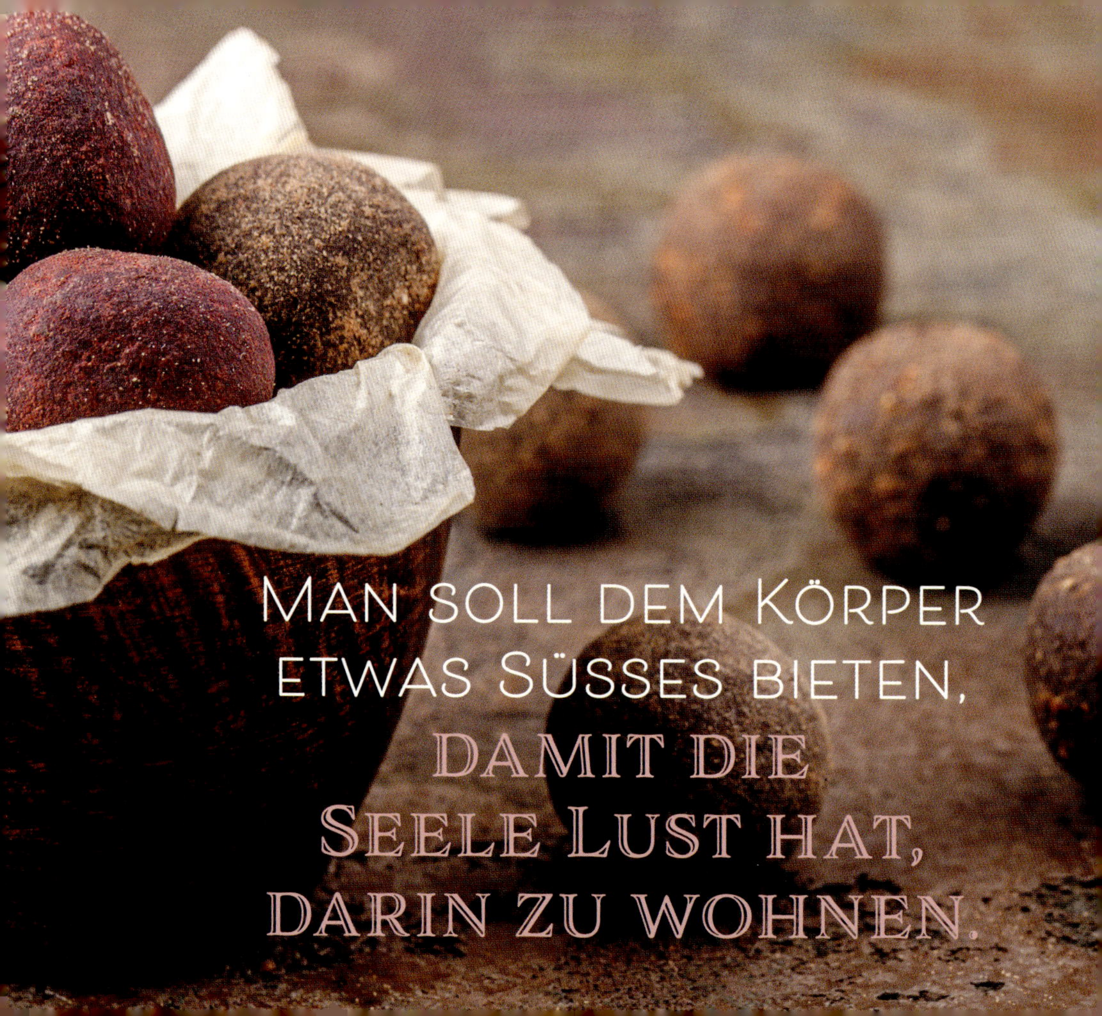
Man soll dem Körper etwas Süsses bieten,
damit die Seele Lust hat, darin zu wohnen.

ERSTAUNLICH:
Wenn man die
Notfall-Schokolade
in der Schublade durch
Notfall-Möhren ersetzt,
gibt es plötzlich viel
weniger Notfälle.

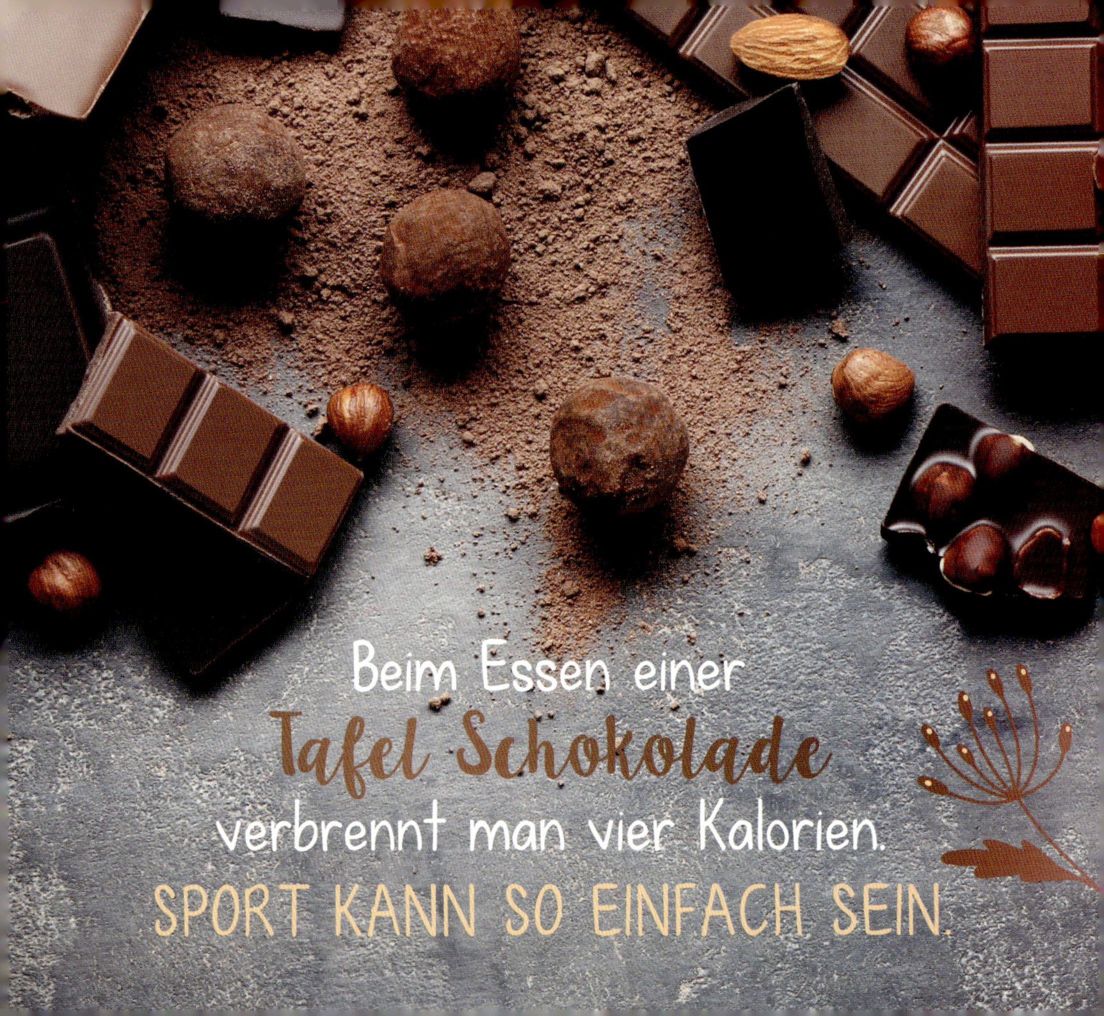
Beim Essen einer
Tafel Schokolade
verbrennt man vier Kalorien.
SPORT KANN SO EINFACH SEIN.

STIMMT,
SCHOKOLADE
LÖST NICHT
ALLE PROBLEME.

Aber hast du schon mal probiert, mit vollem Mund zu heulen?

Ich esse eine

Tafel Schokolade

meistens innerhalb einer halben Stunde auf. Mir ist sehr wichtig, dass sie wirklich frisch ist.

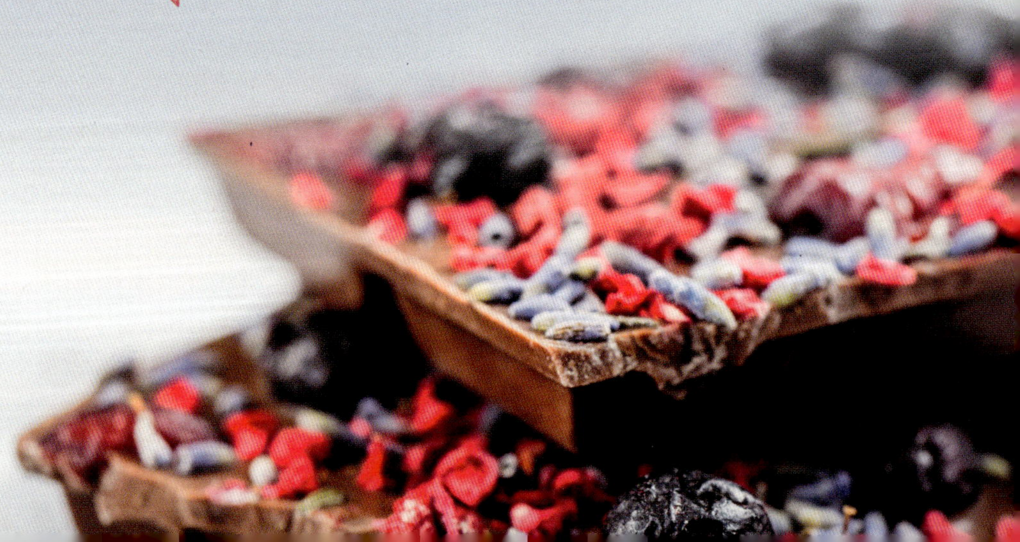

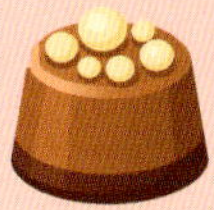

Schokolade macht schön.

Siehste?

SCHOKOLADE
hebt die Stimmung,
stärkt die Nerven
und macht glücklich.

Wenn man beim **Schokoladeessen** hüpft, können sich die **Kalorien** nicht festhalten.

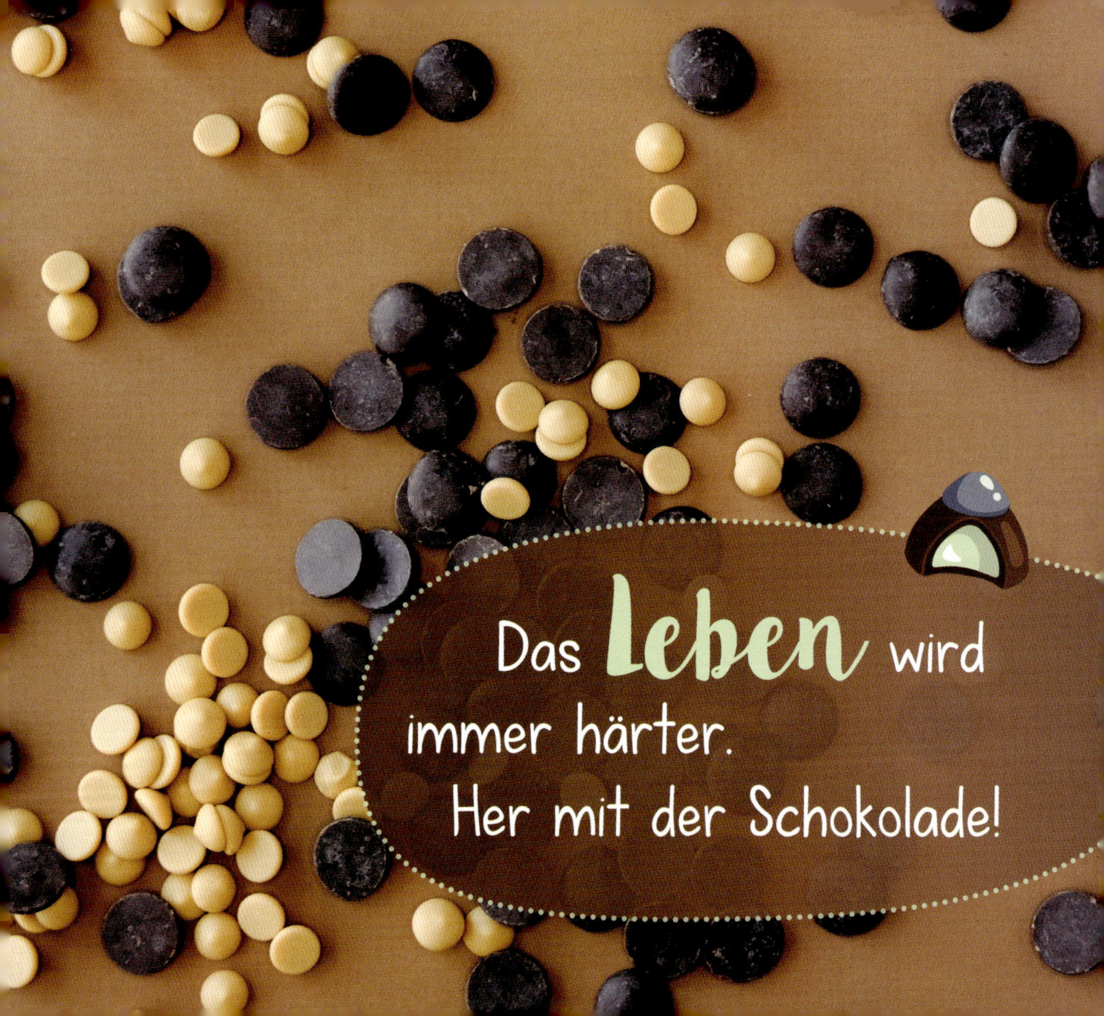
Das Leben wird
immer härter.
Her mit der Schokolade!

Als Mutter eines Kleinkindes
lernt man ganz schnell,
die Schokolade zu verstecken.

Im Mund. Quer.
Ohne zu sabbern.

Wenn du
dich zwischen
Diät und SCHOKOLADE
entscheiden müsstest,
was würdest du nehmen?
Zartbitter,
Vollmilch oder
Karamell?

Wenn man das
Schokoladenpapier
so im Mülleimer versteckt, dass es niemand findet, hat man die Schokolade eigentlich gar nicht gegessen,
oder?

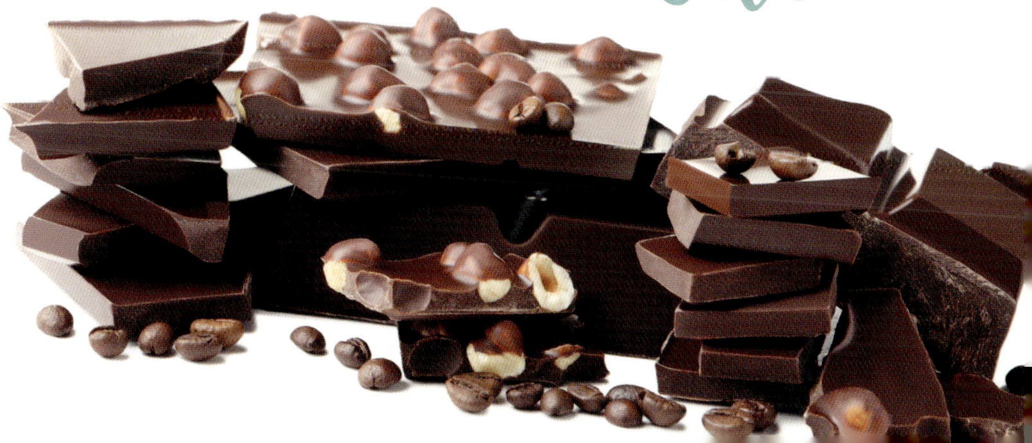

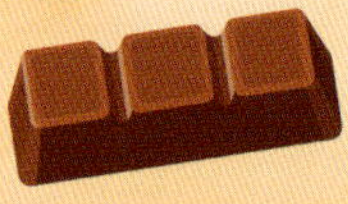

Wenn du SCHOKOLADE isst und
eine Reihe ungleichmäßig abbrichst,
musst du die nächste Reihe
auch essen.

SO WILL ES
DAS GESETZ!

Wenn Schokolade
nicht so lecker wäre,
wäre vieles leichter.

Ich zum

Beispiel.

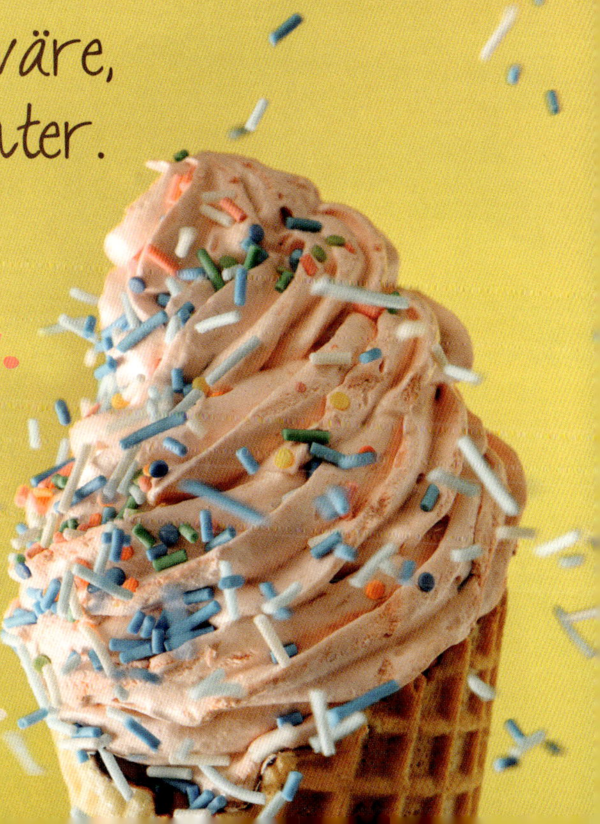

Der Adventskalender
hat 24 Türchen,
damit man jede Stunde ein
bisschen Schokolade essen kann.

DAS IST EINE
TATSACHE.

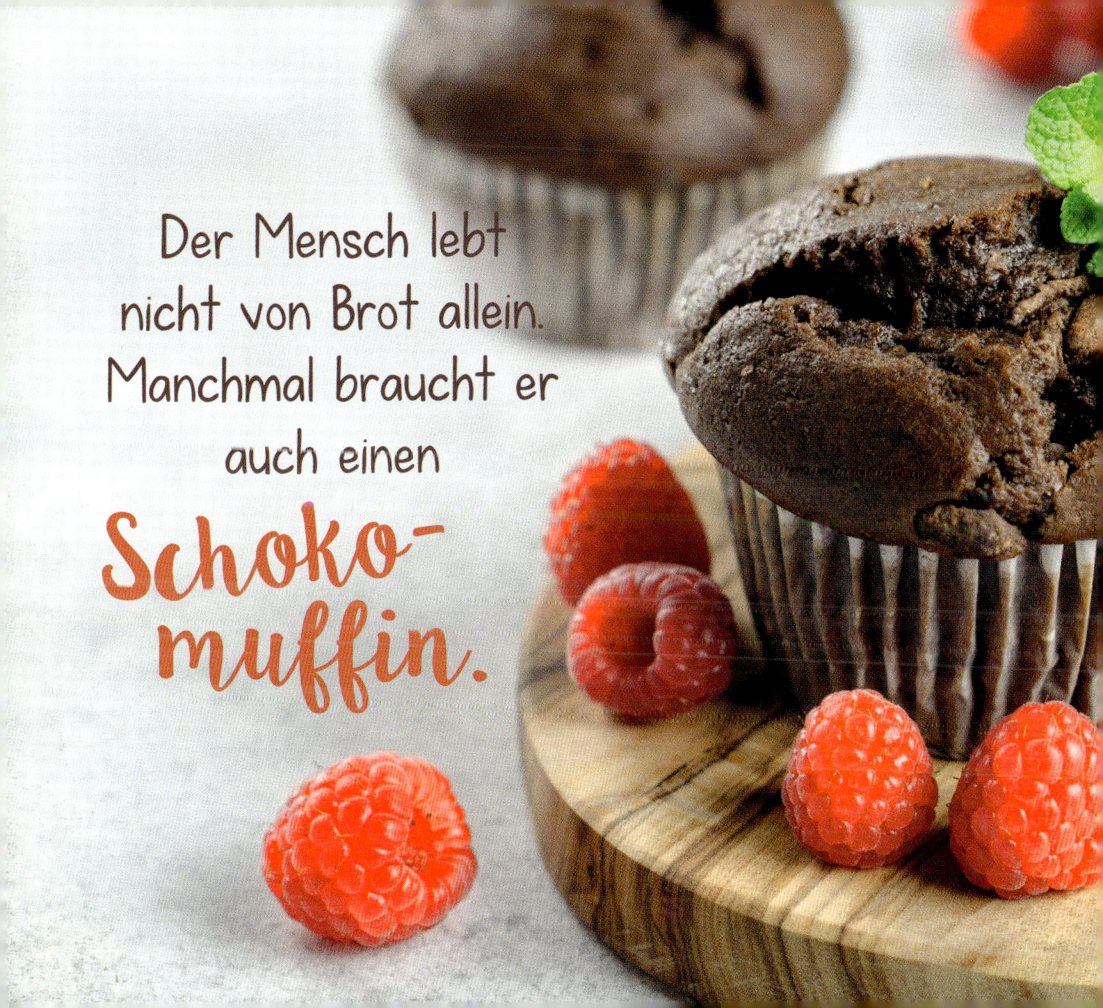
Der Mensch lebt nicht von Brot allein. Manchmal braucht er auch einen
Schoko-muffin.

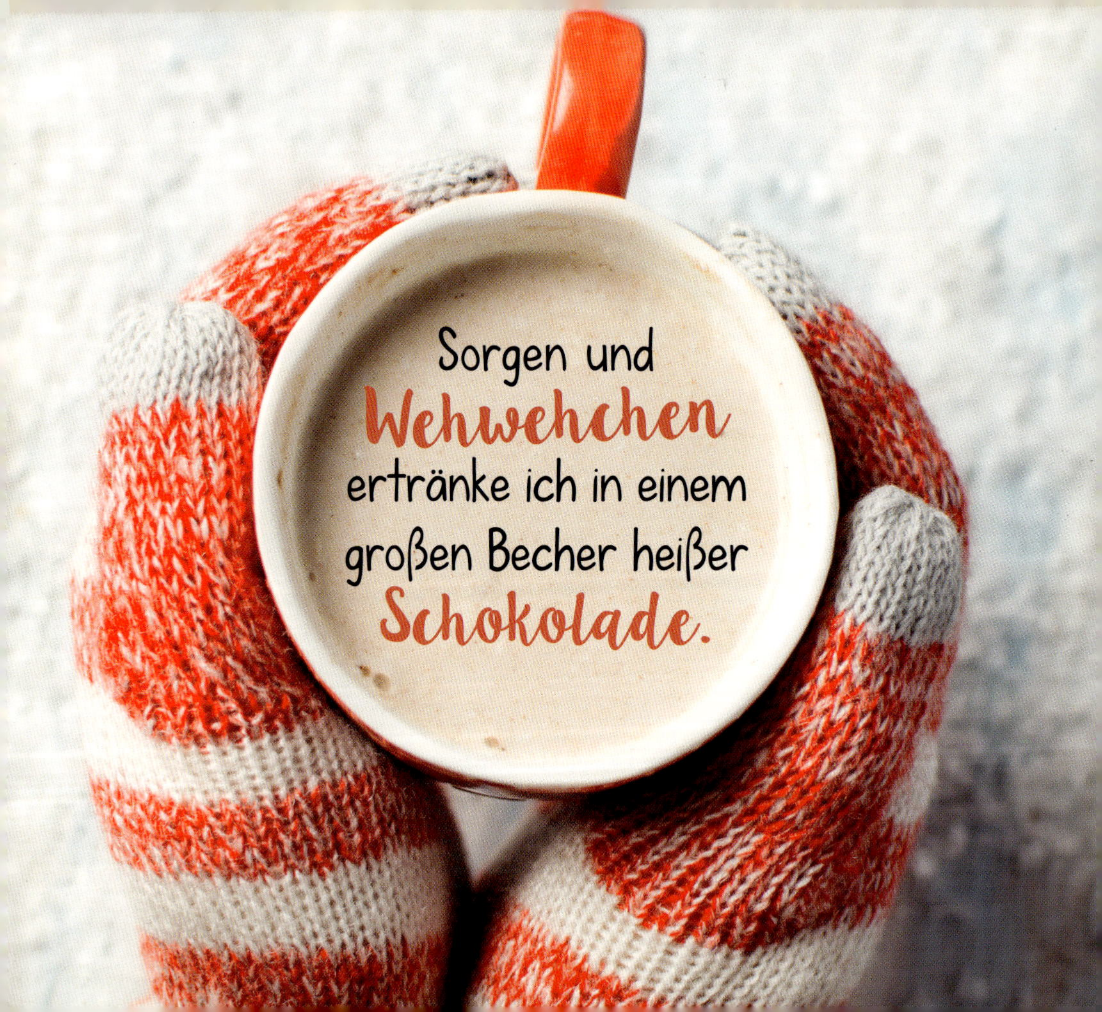
Sorgen und
Wehwehchen
ertränke ich in einem
großen Becher heißer
Schokolade.

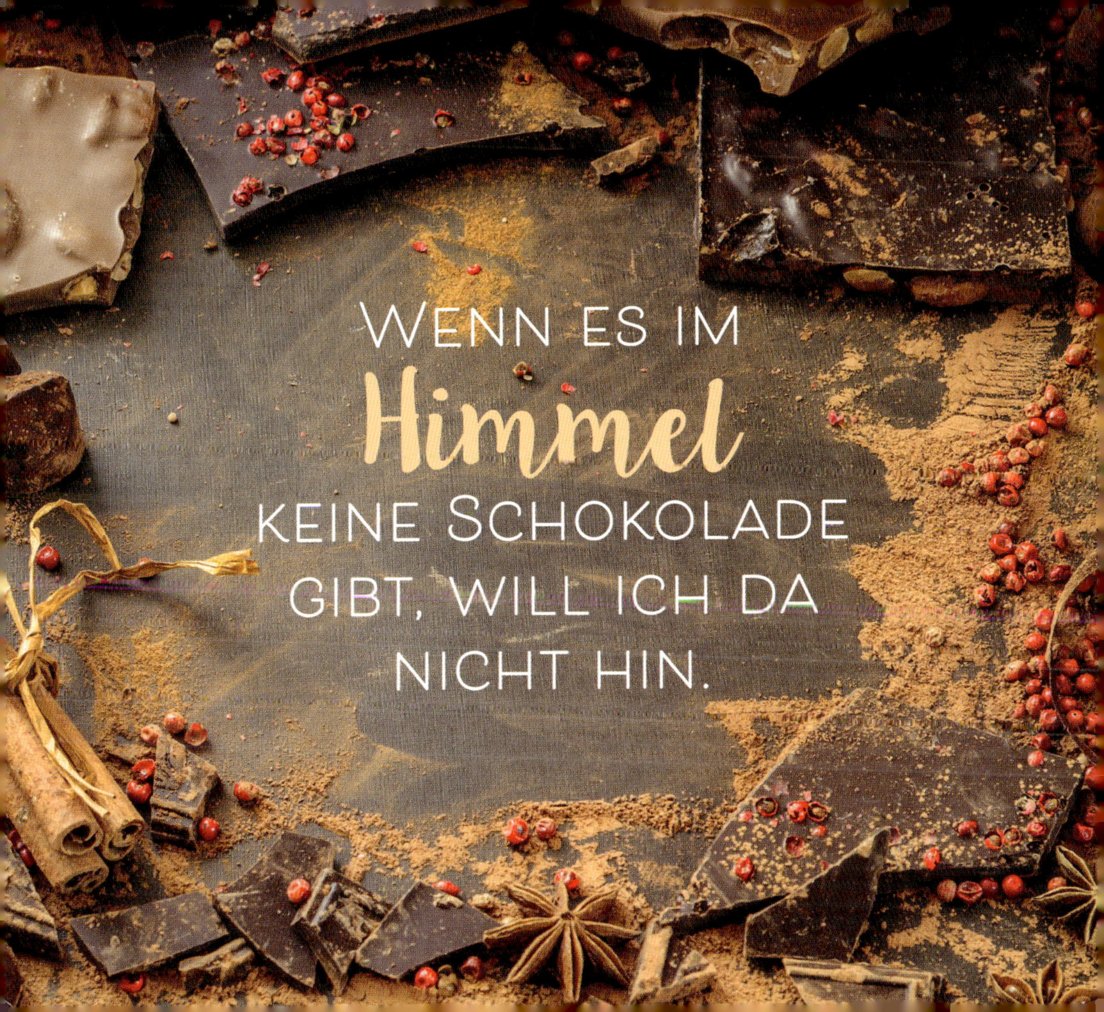
Wenn es im
Himmel
keine Schokolade
gibt, will ich da
nicht hin.

WENN ALLES
DOOF IST,
HILFT NUR NOCH
Schokolade.

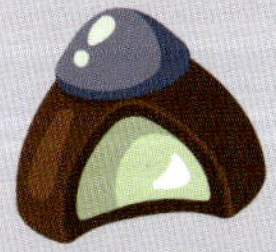

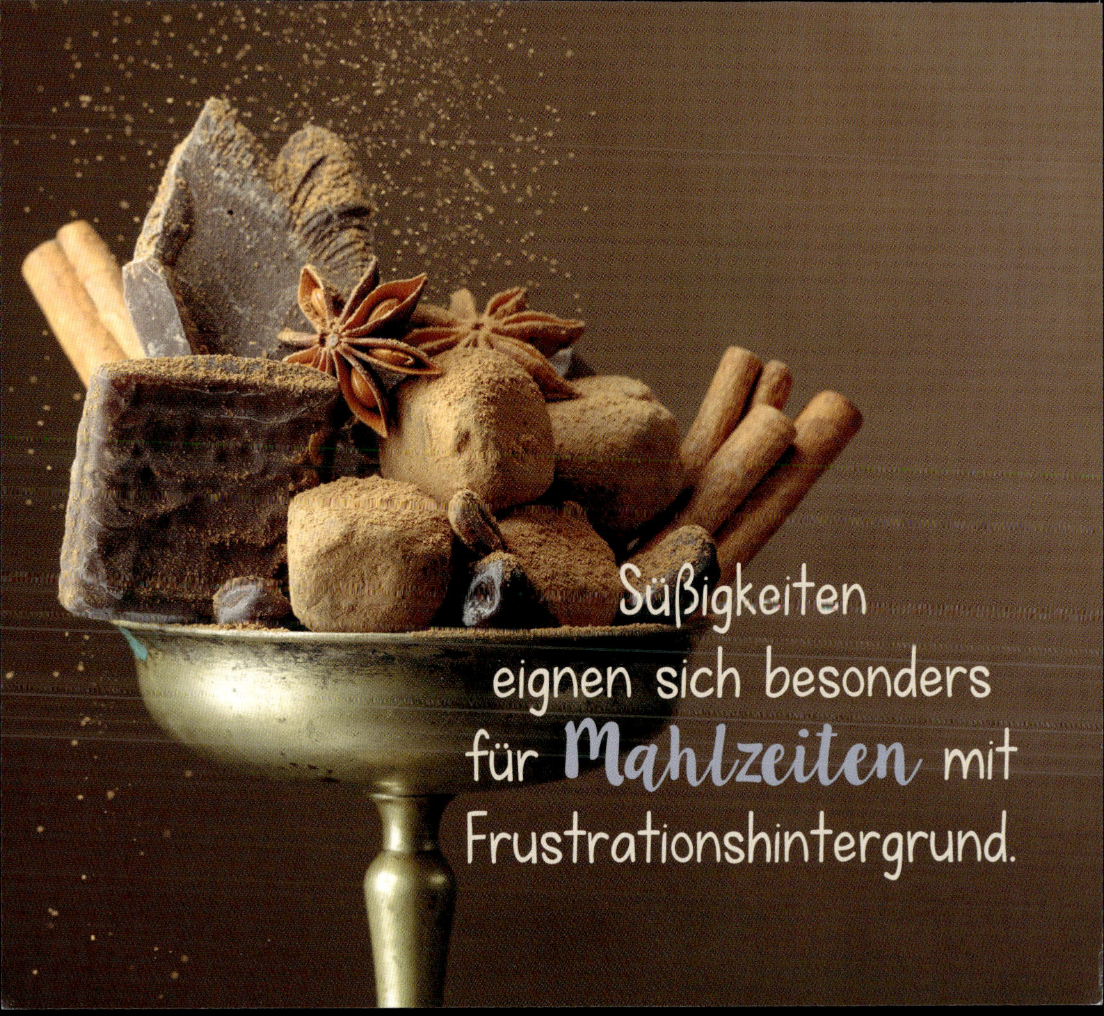
Süßigkeiten
eignen sich besonders
für Mahlzeiten mit
Frustrationshintergrund.

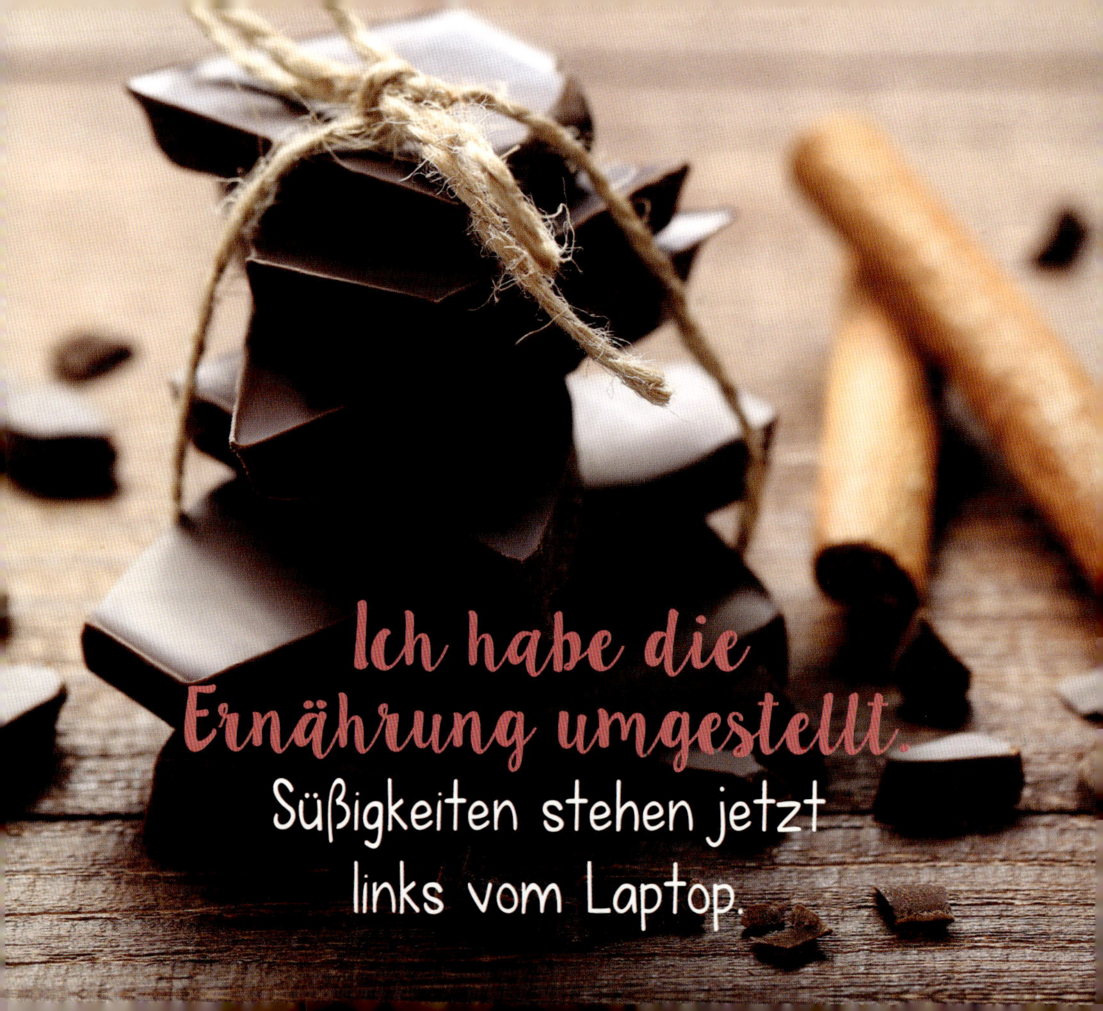
Ich habe die
Ernährung umgestellt.
Süßigkeiten stehen jetzt
links vom Laptop.

Das Leben
ist kurz.

Iss das
Dessert
zuerst.

Viele Leute leben
zu sehr in der
VERGANGENHEIT,
haben Angst vor der Zukunft
und vergessen dabei völlig,
die Schokolade zu genießen.

Kann mir nicht passieren.

Noch mehr Glücksmomente:

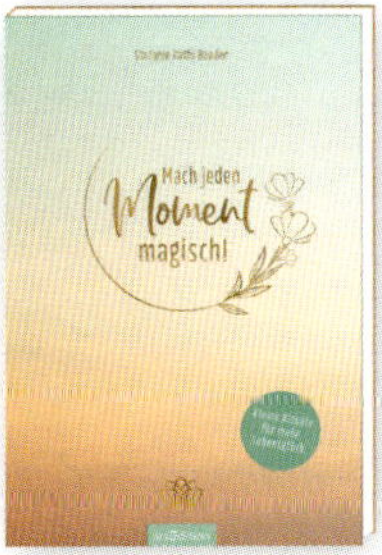

ISBN 978-3-8458-4327-8

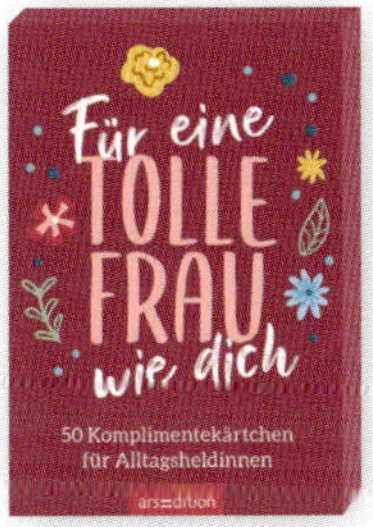

ISBN 978-3-8458-4333-9

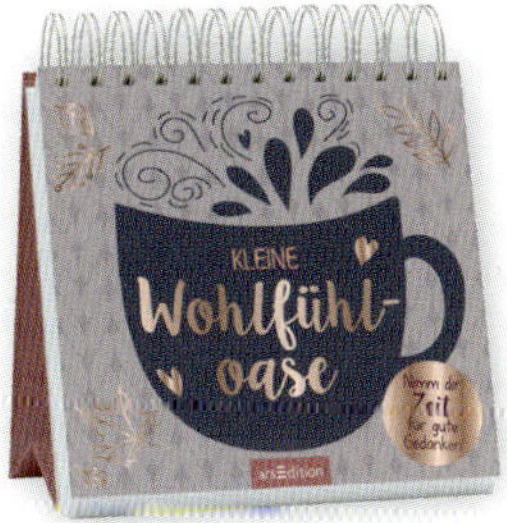

ISBN 978-3-8458-4353-7

Mehr Infos zu den Büchern finden Sie unter
www.arsedition.de
Newsletter abonnieren:
www.arsedition.de/newsletter

Geschenke mit Herz

ars≡dition
... bringt Freude

Bildnachweise: Vignetten Cover: www.shutterstock.com: Nadya_Art, Ksenia Zvezdina, VerisStudio, Dariia Baranova, Liliana Danila.
Bilder, Hintergründe Innenteil: Getty Images: S. 2, 3, 10, 36, 37, 45, 78, 83, 96: NaokiKim, S. 4: Jess Wealleans, S. 7, 51, 77: Iana Surman, S. 8: mescioglu, S. 9, 14, 19, 26, 31, 47, 57, 63, 72, 90, 102, 105: Svetlana Sarapultseva, S. 11, 55, 81: Ayman-Alakhras, S. 12, 61, 73, 89: LoveTheWind, S. 13: MichellePatrickPhotographyLLC, S. 15: wmaster890, S. 17: 5second, S. 20, 67, 76: Lidiebug, S. 23: peterschreiber.media, S. 25, 69, 106: Galina Timofeeva, S. 27: Yulia Gusterina, S. 28: Lilechka75, S. 30: 5second, S. 32, 59: TanyaRow, S. 40: nerudol, S. 41: Nestea06, S. 42: AlinaYudina, S. 44, 92: Alla Machutt, S. 46: Anna_Shepulova, S. 48: Professor25, S. 50: Dannko, S. 52: tyncho, S. 54: Claudia Nass, S. 58, 98: LanaSweet, S. 64: Sergei Serikov, S. 66: SherSor, S. 68: badmanproduction, S. 70: anusorn nakdee, S. 74: Nestea06, S. 75: SStajic, S. 84: molishka1988, S. 86: 5second, S. 94: Alla Machutt, S. 95: 5second, S. 97: Alexey Koza, S. 99: losinstantes, S. 100: Creative-Family, S. 101: AnSyvanych, S. 103: igorr, S. 104: 5second, www.shuttertstock.com: S. 5, 21, 79: Agave Studio, S. 16, 53, 85: Bariskina, S. 18: ClareM, S. 22, 71, 91: kaisorn, S. 34: Zamurovic Brothers, S. 35: Natali Ximich, S. 38: TorriPhoto, S. 39: Andrekart Photography, S. 49: Florin Gabriel, S. 60: Savinova Iuliia, S. 65: Maram, S. 82: Subbotina Anna, S. 88: Victoria Tori Dim.
Vignetten Innenteil: Getty Images: MariaTkach, Fesyna Yuliia, www.shutterstock.com: Nadya_Art, Dariia Baranova, Vector Tradition.

Covergestaltung: grafisches Atelier, arsEdition
Gestaltung Innenteil: artenetwork Werbeagentur

ISBN 978-3-8458-4354-4
1. Auflage

www.arsedition.de

MIX
Papier aus verantwortungsvollen Quellen
FSC® C020056
FSC
www.fsc.org